宋 美玄

女のカラダ、悩みの9割は眉唾

JN262946

講談社＋α新書

まえがき

女性が強い時代だと言われて久しくなりました。多くの女性が男性と同じように社会に出て活躍し、男性よりも仕事ができたり、押しが強かったり、経済力を持ったりして男性たちを圧倒してしまい、「草食系男子」なる消極的な男たちを生み出してしまったとも言われています。一歩下がってさりげなく男性を立てるという可愛さをなくした女性たちのせいで、若い男性たちのセックスをする気力がなくなり、セックスレスや少子化を招いているとまで言う人もいます。

しかし、本当に現代女性は強さと自由を手に入れたのでしょうか。産婦人科医として、公私にわたって女性の健康や妊娠・出産、またプライベートな悩みに耳を傾けている私には、あまりそのようには感じられません。むしろ、自分も含めて「何か」に追い立てられているような女性が多いと思います。その「何か」とは、世間の空気が作り上げた「あるべき女性像」「幸せとは何かという価値観」が近いかもしれません。

その世間の空気を作っている大部分はマスメディアによるもの。中でも女性誌の存在は大きいと感じます。

コンビニや書店にあふれる平積みの雑誌の表紙や、電車の中吊り広告、それだけでなくインターネットのニュースやコラムから目に飛び込んでくる言葉から、女性たちはこんなことを感じているのです。

「モテ」「愛され」……男性に選ばれてこそ幸せという価値観。

「婚活」「妊活」……未婚の女性、子供のいない女性は次のステージに行くために努力しないといけないという強迫観念。

その他にも、痩せてきれいにならなくちゃ、とか、毛穴をなくしてミクロで見ても大丈夫な肌にならなくちゃ、とか、身近な場所にある言葉は、まさにサブリミナル効果のように女性の価値観に染み込んでいきます。

そして、近年それはもっともらしい姿となって、女性のカラダの健康にまでじわじわと影響するようになってきました。

「セックスできれいになる！」

衝撃的なフレーズで１９８０年代末に始まったアンアンのセックス特集。おそらくそれを発端に、女性誌の世界に独特な「カラダの常識」が出来上がりました。

セックスをすればキレイになるのはなぜ？↓女性ホルモンが出るからよ。

女性ホルモンって何？↓恋愛やセックスをすると出る、美のホルモンよ。

じゃあ恋愛やセックスをしないとどうなるの？　↓　男性ホルモンが出て男みたいにヒゲが生えるよ。

どうしたらいいの？　↓　女は女らしく、男に愛されて結婚して、母になる！　出産こそ女の証よ。

ちなみにこれは全部「眉唾《まゆつば》」なのですが、本書を開いてくださった方の中にも「ええ？嘘なのぉ!?」と思われた方も多いことでしょう。

私は、女性誌を読むのが大好きです。読むだけでなく、女性誌から取材依頼を受けると、いそいそと答えます。でも、**本来女性のためにある女性誌が、女性のカラダについて眉唾な情報をまことしやかに流し続け、その結果、女性を追いつめたり、健康を損なわせたり、人生の大事な選択を間違えさせたりすることは見過ごせません。**

そんな訳で、私は女性誌にケンカを売ることにしました。世間では常識のように思われているけれど、医師から見ると「ほんまかいな！」なカラダのことをメッタ斬りにしていきます。

自分の「女のカラダ」の知識が、知らず知らずに眉唾に置き換えられてないか、ぜひとも本書を読んで修正していただけると幸いです。

◉目次

第二章　「オス化」に怯えるホルモン知らず

第三章　あなた、実は「冷えて」なんかいません

第四章　「ピルが怖い」って誰が言った？

第五章　産むことが「女の証」ではありません

第六章　妊娠・出産に「私らしさ」は求めない

第七章　怖がりすぎる更年期、女は死ぬまで女です

第一章　セックスできれいにはならない

女性誌は「都市伝説」の温床

素敵な生き方、オシャレでハイソな暮らしぶり、美容と健康に役立つ知識……女性誌は、女の人のためのあらゆる情報を載せています。流行に敏感で、知的好奇心が旺盛な女性たちの中には、心のよりどころにしている人も多いでしょう。

私自身も女性誌はよく読みますし、「今どんなことが話題になっているのか」を知るためにも格好の情報源です。逆に、そうした女性誌から取材を受けることも多々ありますし、連載コラムを執筆させてもらっているところもあります。

ただ、ひとつ、苦言を呈するならば、

「女性誌はよくまあ次から次へと、新しい都市伝説を生み出すもんやなあ」

ということです。

私は医師ですから、美容や健康に関する正しい情報を提供する立場です。ところが、女性誌の記事の中には、美容や健康と結びつけて間違った知識を平気で載せているものもあります。**科学的根拠が一切ないネタを、キャッチーな言葉で煽《あお》り、女性たちを不安に陥れているフシがあるのです。**

しかも、そういう「うさんくさい情報」ほど拡散が非常に速い！　広くあまねく知れ渡り、いつの間にか一般論や定説となっていることも多々あります。一度、あるネタについて「ホンマかいな!?」と思ってインターネット検索をしてみたら、「うさんくさい」コラムが出るわ出るわ！　これだけ流布してしまったら、「ちょっと眉唾《まゆつば》だと思っていたけど、本当なのかも……」と思ってしまう人もいるでしょう。

誰が言い出したのかよくわからない俗説、科学的根拠が一切ない情報も、多数の人が見聞きすることで、真実となってしまうようなのです（思いっきり嘘やデマなのにもかかわらず）。

さらに問題だなと思うのは、こうした嘘やデマを真に受けて、苦しんだり悩んだりする女性が多いこと。実際に患者さんの中には、「女性誌に書いてあったんですけど、私もそうなんでしょうか？」という方も少なくありません。イメージ先行で生み出されたキャッチーな煽り文句に彩られた女性誌は、もはや「都市伝説」の温床だなと痛感します。

そこで、私は「女性誌にケンカを売る」ことに決めました。正しくは、「女性誌が作り出した都市伝説を、真っ向から否定する」ということです。

といっても、実はすでに数年前からさんざんケンカを売ってはいるのですが、女性誌側がケンカを売られたとは思ってくれていないようです……。取材依頼も途絶えることがありませんし、連載執筆のお仕事もいただいたりして。それでも私は、特集企画そのものを根底から覆すような発言も、平気でします。いい加減なことは言えませんし、医学的に間違ったことを訂正するのが医師である私の役割だと思っていますから。

ところが残念なことに、女性誌にとって都合のいい見解を言ってくれる医師も多いようです。そういう方は、企画の趣旨をのっけから否定したりしません。女性誌にとっては便利で好都合ですから、露出も増えるし、著書もたくさん出されたりするのでしょう。

私は今までも、これからも、迎合しません。女の人が余計なことで神経をすり減らされたり、踊らされたり、振り回されているのを見過ごすわけにはいかないからです。

これは、女性誌だけではなく、女性向けメディア全般にも言えること。もちろん、読者や視聴者、ユーザーの興味を引こうとする気持ちは、わからないでもありません。ただ、おおげさに不安を煽って、弱みにつけこむ作り方には賛成できませんし、加担したくもありません。

この手の「都市伝説」はたいていビジネスに直結しています。販売部数や視聴率、アクセス数、そしてそこに関連する商品の売り上げをアップさせるために、女性の不安が安易に利用されているのです。

また、女性向けメディアの作り手には、全体的にどこか「オヤジ的思考」が臭うのも、私が気になるところです。女の人の行動を制限したり、罰したり、罪の意識を持たせたり。結果的に、女の人が生きづらくなるように難癖つけている感じがしませんか？

そんなわけで、張り切ってケンカを売っていきたいと思います。

恋しなくても女性ホルモンは出る

「恋愛していないと女性ホルモンが出なくなる」

「彼氏がいない人は女性ホルモンが減っていく」

そんなアホな！

恋愛する・しないが女性ホルモンの分泌量に影響を与えることはありません。恋をしていなくても、彼氏がいなくても、卵巣は淡々と働いて、女性ホルモンを分泌しています。

まずはじめに、恋愛から遠ざかっている人を貶《おとし》めるような、この都市伝説の正体を突きとめておきましょう。

恋愛やセックスで分泌されるのは、女性ホルモンではなく、脳内物質や別のホルモンです。ただし、人体や脳は非常に複雑で、解明されていないこともたくさんあります。むしろ解明されていないことのほうが多いのです。つまり、数種類のホルモンや脳内物質で、恋愛やセックスが何たるかを解明できるものではありません。そのことがいっさい度外視され、間違った情報がデフォルメされて、都合のいい解釈となったのでしょう。

何度も言いますが、恋愛していないからといって、女性ホルモンが出なくなったり、減ることはありません。ストレスや自律神経の乱れに影響されることはありますが、恋愛は直接の原因ではありません。ですから、恋愛すれば女性ホルモンが出るというのも眉唾です。

これに関して、尾ひれ背びれがついて出回っている話がひとつあります。それは、「イケメンを見てドキドキしたら女性ホルモンが出る！」という話です。

なんでも、更年期を過ぎて閉経した女性が韓流スターにハマったら、生理が復活した、というのです。実際の恋愛ではないし、単にドキドキしたり興奮したりする「疑似恋愛」なのですが、これはまことしやかに語られている都市伝説のひとつです。

私は逆に心配です。閉経後の女性で「生理が復活した」というなら、子宮体がんを疑ってほしいから。そもそもその出血が生理ではなく、不正出血である可能性があります。閉経後出血の10人にひとりは子宮体がん、というデータもあるのです。

「イケメンを見た」↓「女性ホルモンが分泌された」↓「生理が復活」と考えるのはあまりに短絡的です。

ふたつのことが起こったとき、両者に本当に因果関係があるかどうかを証明するのは、非常に難しいことです。でも、「これのせいだ！」って思い込んでしまうと、真の理由はもう見えなくなってしまう。

いつの間にか定説になってしまった「恋愛と女性ホルモンの関係」ですが、私はこれも片っ端から否定してきました。すると、敵もさる者、新たな展開を始めたようです。

ある女性誌に、「恋をすると何がいいか？」という記事が載っていました。「ドーパミンが出て、心臓がドキドキします」と当たり障《さわ》りのないことが書いてあり、「え？　今さらそんな話？」という印象でした。私が今までさんざん「恋愛しても女性ホルモンは出ません！」と言い続けてきたせいかどうかはわかりませんが、さすがにその文言は見当たりませんでした。

ところが、よく読んでみると、とあるエステティシャンのコメントの中に、「恋愛をすると女性ホルモンが活性化する、という説も」とあったのです！　控えめに、でも、やっぱり女性ホルモンを表舞台に引っ張り出したいのでしょう。気になるのは、「女性ホルモンの活性化」という部分です。そもそも活性化するのはホルモンでなく受容体（レセプター）です。受容体が活性化されるのであって、女性ホルモンそのものが活性化されるわけではない。完全に、素人騙しの表現です。

「この人ら、ホルモンなめてるよなあ」と思いました。都合のいいことを言う医者がいないなら、他の業種の口を使う。私たち医師は、こうした記事を目にするたびに、「またいい加減なことを言いおって！」と、辟易《へきえき》しています。

「セックスで美肌」はセクハラ

「セックスで肌がきれいになる」というのもよく言われている眉唾のひとつです。以前私が、ツイッターで、

「恋愛やセックスで女性ホルモンなんて出ないのに、美容と結びつけて女性誌で煽りまくった結果、恋愛やセックスをしていない人を不安に陥れているのは罪です」

と書いたら、あっという間に900以上もリツイートされて驚きました。「セックスしてきれいになろう！　愛されよう！」という謳《うた》い文句を、やはり長い間そのまま鵜呑《うの》みにしてきたのですね。

どんなにセックスをしたって、女性ホルモンは出ません。セックスをしたからといって、美肌にもなりません。

だいたい、**セックスと女性ホルモンの分泌を結びつける発想は、ある意味セクハラ**なのでは、と思っています。

肌の調子が悪いのには他に原因があるにもかかわらず、「最近、あっちがご無沙汰だから？」「彼氏がいないから……」などと言われたり、あるいは自ら進んでそう思ってはいませんか？

その結果、最近特に多いのは、「セックスしていないと、女として現役じゃない」と焦りを感じている女性です。実際、性欲もそんなにないし、恋愛も本当は面倒くさいと思っているのに、「セックスしなくちゃ！」と思い込まされ、すごく頑張って無理をして機会を作っている人もいます。

これはまた、後ほど詳しくお話ししますが、「女の証」にこだわる女性って多いですよね。恋愛していなくても、彼氏がいなくても、セックスしていなくても、女は女なのに……。

もちろん、セックスしてきれいになった、と実感した女性も、いることはいるでしょう。その存在は否定しません。ただし、女性ホルモンとの因果関係は誰も証明できませんし、すべての女性に同じ現象が起こるとは限りません。「そうであってほしい（セックスできれいになる）」という期待の気持ちがあるからこその「妄言」なのでしょう。

わかりやすいたとえで言えば、これはコラーゲンと同じではないかと思います。

「昨日、コラーゲンたっぷりの○○鍋食べたから、お肌つるつる〜」ってよく聞きますよね？　コラーゲンやその原材料であるアミノ酸を食べても、肌にそこまでの直接的な効果はないのに、どこかで信じたいわけです。さんざん食べて飲んで、単に脂ぎってるだけでは？と思ってしまいます。

とりあえず、「セックスできれいになる」はとっくの昔に死語となっていることに気づいてほしいものです。さすがに、女性誌もこの文言を使った、大々的な特集をあまり組まなくなりましたが、インターネットには、いまだにこの眉唾に便乗した情報がはびこっているようですから。しかも、セクシーな下着や、怪しい商品を売るために……。

イカない女はホルモンが出ない!?

セックスでは女性ホルモンは出ない、と口酸っぱく言いまくっているのに、なかなか浸透しないのはなぜでしょうか。もしかすると、インターネット上では、トンデモ情報がまるで医学的知識のように書かれていることとも関係あるのかもしれません。

先日、ウィキペディアをなにげなく眺めていたら、びっくりするような嘘がしれっと書いてあったので紹介しましょう。

それは、女性ホルモンのひとつ、エストロゲンについての記述でした（以下、本文抜粋）。

「性行為やオナニーを行うことで分泌量を増やすことが出来るが、性行為やオナニーによる分泌量は心理的な要因で変わりやすく、気持ちがこもっていない時や昂ぶっていない時などは分泌量を増やせない場合がある」

はぁ!? なんじゃこりゃ!! 気持ちがこもっていない時や昂ぶっていない時は分泌量を増

やせない!?　つまり、愛のあるセックスなら、またはオーガズムを得られれば、女性ホルモンが出るとでも言いたいのでしょうか？　呆れるのを通り越して、大笑いしてしまいました。

その根拠を知りたくて、リンクの張られていた参考サイトを見てみると、確かにそういう趣旨のコラムがあり、その下にはアダルトグッズの通販カタログが……そういうことかい！

もちろん、今どきウィキペディアに書いてあることを１００％信用する人は少ないでしょうし、「またまた手の込んだ冗談を～」と一笑に付せばいい話かもしれません。でも、もっともらしい言葉で書いてあると、中には真に受ける人もいるでしょう。

世の中には、そもそもオーガズムがわからない、イッたことがないという女性もいます。「イッたかどうかわからない」という人はまず間違いなくイッてないと思います。私のところに相談に来る方でも、30代や40代でイッたことがないという人はめずらしくありません。そして、こうした女性の中には、「オーガズム障害」という症例も確実にあるのです。

これは外国のデータですが、23％の女性が15歳までに、53％が20歳までに、77％が25歳までに、そして90％が35歳までに、オーガズムを経験するそうです。そして、残りの10％の人が一生イカない。つまり、10人にひとりは一生オーガズムを経験しないというのです（＊The Science of Orgasm 2006)。結構、多いですよね。そんな女性が、「**セックスしない**

と、オーガズムがないと、女性ホルモンが出ない！」と煽られて、傷ついたり、自信を失ってしまうのは避けたいものです。

多くの女性が、セックスのたびにイクわけではありませんし、そうしたときに「イッたフリ」をしているのも事実ですが、必ずしもセックスでイカなければいけないわけではありません。オーガズムを得られる＝いいセックス、とは言い切れませんし、オーガズムがなくても、相手との一体感や満足感は得られます。

十把《じっぱ》一絡《ひとから》げに言えないのがセックスであり、女性のオーガズムでもあります。そこに安易に女性ホルモンを結びつけて語られるなんて、おかしな話だと思いませんか？

女の不健康自慢「敏感肌」のウソ

最近、やたらに「○活」という言葉を目にします。結婚するための「婚活」、妊娠するための「妊活」、若い卵子を保つための「卵活」。こうしたキャッチーな言葉だけがひとり歩きして、流行語になってしまうと、参加しなくちゃいけないと焦らされるような感じがしませんか？

確かに、妊娠については若いほうが断然有利ですから、その目標にむかって準備するのは悪いことではありません。人生の他の部分を妥協しなければ、の話ですが。

また、こうした言葉が流行語になると、それが社会問題にされがちなのも気をつけなければならない点です。「○活」だけでなく、「○○症候群」「○○レス」「新型○○」なども同じこと。たとえば「セックスレス」は、名前がついた途端に、悩む人が急増したと言われています。

以前からセックスをしていなかった人は、

「してなかったけど、別に普通だと思ってた。え？　それがセックスレス？　それってダメなの？　私って異常？」

と、にわかに不安になる。セックスはしていなくてもお互いに幸せで、仲の良かったご夫婦が、セックスレスという名前が付いたがために、関係がギクシャクし始める……なんてこともあるようです。

言葉に踊らされるな、と言いたいところですが、どうにも女の人たちは、自分をカテゴライズするのが好きみたいです。同じ悩みをもつ女性同士で共感し合いたいという気持ちはわかります。ただ、病気でもなんでもないことで、わざわざ同病相憐《あいあわ》れむことに本来意味はありません。

ある女性誌の編集長によると、美容特集のために読者アンケートを取ると、「いかに自称敏感肌の女性が多いかわかる」らしく、いくつかの化粧品会社が実施した、自分の肌印象に関する調査結果でも、概ねなんと7割以上の女性が、自分は「敏感肌」だと回答していま す。

実際には「敏感肌」の医学的定義はありません。化粧品会社が「化粧品によってなんらかの肌トラブルが発生する」人、しかもそれが常時、あるいは頻繁に起こる人を「敏感肌」としているということです。

もちろん、化粧品が原因のトラブルもあるでしょうが、乾燥や紫外線、生理周期など、その他の要因が関係するトラブルだってあります。だいたい、年がら年中お肌すべすべという人は、そんなにはいないでしょう。

こうして確かに、敏感肌と名乗る女性は多い。そして、なぜか自慢げに、「私、敏感肌だから、〇〇（海外ブランド化粧品）しか使えないの～」とか、「敏感肌なのでオーガニックの△△しか無理！」とおっしゃる。

かくいう私も実は敏感肌です。でも、「〇〇が使えるならめっちゃ肌強いやん」と思ったりします。「△△はオーガニックって言うけど、めっちゃ添加物入ってるやん」と思ったりもします。なぜなら、私は敏感肌専用と言われるブランドの化粧品でも、つけるだけで赤くなってしまうほどの最悪な敏感肌だからです。

当然、化粧品を持ち歩くのを忘れて、コンビニで買ったモノなどをつけた日には大変なことに。海外ブランドも国産もあらゆるモノを試してみましたが、私に限って言えば、安心して使えるのはアクセーヌ、たった1社のみ。10年以上使っていますが、「この会社がなくなったらどうしよう」と不安で仕方がありません。そう、本当の敏感肌はとても厄介で、自慢になんかなりません。

ところが、言葉のイメージに弱いのが女というもの。敏感と言ったら、ちょっといいイメージがあります。繊細、ナイーブ、デリケート……女の人はこの手の言葉が大好物です。「敏感肌」と同じような扱いをされているのが「胃下垂」「低血圧」「低体温」。私はこれを「女の四大不健康自慢」と呼んでいます。医師仲間と話していても、実際に、診察前からこれらの症状を「自己申告」する女性患者さんはとても多いと言います。繊細な女性像というイメージ戦略のひとつなのか、本当にそう思い込んでいるのかはわかりませんが。

つまり、女性は（女性に限ったことではありませんが）、いかに言葉のイメージに左右されているか、ということです。間違った情報でも、耳ざわりのいい言葉には流されやすく、キャッチーな言葉は鵜呑みにする。たとえそのキーワードに自分が該当しなかったとしても、「友達の知り合いがそうらしいよ」と、もっともらしく語ってしまい、それがいつの間にか広まっていく。

どうですか？　ひょっとして身に覚えがありませんか？

「みんなそうしてる」に騙されない

世界各国の国民性をうまく揶揄《やゆ》している、有名なたとえ話があります。いろいろな国の人が乗っていた大きな客船が沈没しそうになり、男性に、救命具やボートは女性や子供に譲って海に飛び込むように勧めなければならないというときに、国別にそれぞれどんな言葉をかければ飛び込んでくれるか、というものです。

フランス人には「決して海に飛び込まないでください」

ドイツ人には「規則ですから飛び込んでください」

イギリス人には「紳士は飛び込んでください」

中国人には「海には美味しい食材がたくさんありますよ」

日本人には「みなさんそうしてますよ」

韓国人には「日本人はもう飛び込みましたよ」

そう、このたとえ話の主役はたまたま男性ですが、そもそも日本人は、「みんなそうしてる」という同調圧力に弱いのです。でも、考えてみたら、「みんなそうしてる」の「みんな」って誰なんでしょう。「みんな結婚してるから」「みんな子供産んでるから」の「みんな」とは、実はその人が周りで知っている数人程度なのではないでしょうか。みんなとか、日本人はとかいっても、所詮は数人・数十人程度で、そのほかの数十万・数百万人は違うかもしれないのに。

日本は、なかなか多様性を認めない国です。最近ではダイバーシティ（多様性）という言葉も広まってはきましたが、実際には、多様性どころか、物事や価値観のストライクゾーンが、まだまだあまりに狭すぎると思います。だから万人に認められるパターンを踏襲しようとしないと、つまり少しでもハミ出すと叩かれるというわけです。

もし仮に、みんながそうしていたとしても、「自分が本当はどうしたいのか」。そこが重要なはずなのに、周りに合わせようとして、結局は自分で自分の首を絞めてしまっていることが多い気がします。

以前、プロゴルファーの東尾理子さんと対談をしたときに、彼女が、なるほどと思うことをおっしゃっていました。

彼女は妊娠中に、出生前診断のクアトロテストという検査を受け、その事実や検査結果を公にしたことが話題になり、いろいろと議論も呼びました。

アメリカの大学を出て、ゴルファーとしての海外経験もある彼女は、海外ではハンディキャップのある人とも、ごく普通に、街でいっしょに暮らしていたために、

「ハンディキャップかそうでないかの境界がくっきりあるわけではなく、〝グレーゾーン〟

が結構あるので、ハンディキャップも個性のひとつだと思っていました。だから私はどんな子でも産むつもりだったので、結局その後の羊水検査はしませんでした」

とおっしゃっていたのです。こういう感覚は、日本ではまだあまり一般的ではないのかもしれません。ご本人は「きれいごとって言われるかもしれないけれど……」とおっしゃっていましたが、これがまさに多様性の受け入れ方の違いだと思います。

私は、イギリスの大学病院に留学していたのですが、諸外国と日本の違いを、医療の現場でも痛感することがありました。たとえば、病気になったとき、日本人は、

「なんで病気になったんでしょうか？　私の何が悪くてこの病気になったんでしょうか？」

という患者さんが多い。つまり、この場合は、病気という形でみんなからハミ出したと感じ、自分に何か落ち度があったからこうなったのだろうと考える。どこか因果応報を探りたがる傾向があります。その結果、そこから先の話に進みにくいケースも多いのです。

ところが外国では、

「で、これからどうしたらいいですか？」

とたずねてくる。原因はあまり訊かないんです。こうも違うのか、と愕然とした記憶があります。

もちろん、これは私が受けた印象ですから、必ずしもすべての人に当てはまるとは思って

いませんが。

話がだいぶ広がりました。とにかく、私が女性に伝えたいのは、「考え方や感じ方は人それぞれで、あるべき姿は一通りじゃない」ということに尽きます。**女性誌が提唱する、特定の価値観を埋め込んだロールモデルも、すべての女性に当てはまるとは思わないほうがいい。**

ここまでに挙げたような、さまざまな妄言や都市伝説に振り回されるのではなく、「そういう人もいるんだなあ」くらいに、一歩引いて眺める。そんな心の余裕こそが必要なのだと思います。そして、そうした心の余裕は、玉石混淆の情報をきちんと取捨選択し、正しい知識を身につけることによってしか備わらないものなのです。

体はコントロールできないもの

意外かもしれませんが、たとえば「お腹が痛い」という患者さんが病院に来ても、原因がわからないことはいくらでもあります。今ある検査を全部やったとしても、まったくわからないケースもあるんです。そもそも人体のことでわかっていることは、ほんの一部。解明されていないことはまだまだたくさんあり、コントロールできないことがほとんどなのです。

でも、多くの女性は、自分の身の回りのことは何でもコントロールできると思っているフシがあります。赤い下着をつけるとホルモンが増えるとか、アロマで彼をその気にさせるとか、なんちゃら酵素ドリンクで痩せるとか、雑穀レシピで「毒素」排出とか、etc.。その多くは女性向けメディアの仕掛けたものですよね。

自分がそう思い込んで、結果が違っても納得がいっているのなら構いませんが、そもそも体のこと、健康のこと、さらには妊娠や出産、育児まで、自分でコントロールできると思ったら大間違いです。人生、そんなに思い通りにはなりません。私は医学の道を歩いてきましたから、普通の方よりは多少知識も豊富ですが、自分の体なんかちっとも思い通りになりませんでしたし、これからもそうだとあきらめています。

逆に、**自分の体の99%は思い通りにならない、くらいに思ったほうが、現実に即している**し気持ちも楽になるんじゃないでしょうか。

自分でコントロールできると思っているから、いろいろとやらなければいけないタスクが増えるし、実際にそれができなかったらストレスが溜まる。さらには他人と比べ始めたら、どうしようもなくなってしまって自分を責めたり、逆に他人を攻撃したりする。

そのあたりから解放されると、女の人は、暮らしも生き方も、もっと楽になると思うのです。たぶん、今20代の若い女性も、「今のあなたの生活が、10年後に祟《たた》る」なんて脅されると、何も起こっていないうちから、つらく苦しくなってしまうのではないでしょうか。

女性誌が描く素敵な大人の女性像は、なんでも思い通りにコントロールして、さも人生を謳歌しているように見せています。もしかしたら、アラフォーぐらいの女性たちの中には、学歴も仕事のキャリアも恋愛も結婚も、努力すれば、あるいは頑張れば何でも手に入ってきた人たちが実際にいるのかもしれません。でも、体に関してはそうはいかない。健康もホルモンバランスも妊娠も出産も、小手先の怪しげなハウツー程度で、コントロールできるはずがないのです。

女性誌が作り出す女性像はあくまで一つのモデルであり、読者受けを考えた妄想の姿です。それは決して最大公約数でもみんなのコンセンサスでもありません。

第二章　「オス化」に怯えるホルモン知らず

働きすぎても「オス化」はしない

「オス化」――これも最近あちこちで見かける言葉です。

そもそもオス化って何でしょうか？　医師である私が逆に聞きたいくらい。その定義はもやっとしていて、よくわかりません。女性向けメディアで書かれているものを総合すると、どうもこういうことらしいです。

・見てくれも気にせずバリバリ働いている
・ビールを飲んで「くはー、うめぇ」と唸る
・ガサツな行動で女らしさを忘れている
・股引きをはいて、あぐらをかいて、お尻をぼりぼり掻《か》く
といった、非常にざっくりとした行動パターンに加えて、
・ヒゲが生えてくる
・体毛が濃くなってくる
・肌が脂ぎって、ニキビが増えてくる
など、身体的な変調も挙げられています。これらをホルモンバランスと関連付けて「オス化」と呼んでいるようです。

まず、女らしさがなくなる行動パターンについてですが、ガサツになったからといって、男性ホルモンが増えるわけではありません。同様に、**バリバリ仕事をしたからといって、男性ホルモンは出ません。**

確かに、男性ホルモンは積極性や攻撃性と関連すると言われていますが、バリバリ仕事をする女性の男性ホルモン値が高くなるとは限りません。原因と結果が逆になっていることがわかりますか？　なんらかの原因で男性ホルモン値が高くなり、相対的に積極性や攻撃性が増した、というのならまだわかります。ところが、「オス化」と言われるのは、逆なのです。まさに眉唾モノの都市伝説！

ヒゲが生える、体毛が濃くなるなどの身体的な変調のほうは、確かに女性にも起こりうる現象です。といっても、それは病気によるもの。たとえば「神経性食思不振症《しょくしふしん》」（摂食障害のひとつ）では、体重減により女性ホルモンが減少するため、相対的に男性ホルモンがちょっと多めになります。その結果、ヒゲのようなものが生えたり、体毛が濃くなることがあります。

また「多囊胞《たのうほう》性卵巣症候群（ＰＣＯＳ）」（排卵がうまくいかず、卵胞が卵巣の中にたくさんできる病気）は、男性ホルモンそのものが増えてしまう病気です。女性の体内でも男性ホルモンは作られています。それを担うのは卵巣です。卵巣コレステロールから作られた男性ホルモンは、アロマターゼという酵素によって女性ホルモンに生まれ変わります。ところが、多嚢胞性卵巣症候群では、この酵素がうまく働かず、体内の男性ホルモンが増えてしまいます。これによってヒゲや体毛、ニキビなどの症状が現れるのです。

でも、この現象を「オス化」と茶化していいのでしょうか？　男性ホルモンが増える病気とガサツな行動は一切関係ありません。このあたりが非常にあいまいに、いい加減に結び付けられているのが「オス化」の正体なのです。

女性誌がオス化を煽《あお》る背景にはいったい何があるのでしょうか。読者をどんな女性像へと誘導したいのでしょうか。考えてみると不気味です。

「男並みに働いているとオス化するよ」↓女はあんまり働かなくてもいい

「ガサツな振る舞いをしているとヒゲが生えるよ」↓女らしく楚々《そそ》としていろ

ちょっとうがった見方かもしれませんが、これではホルモンの名を騙《かた》るセクハラだと思いませんか？

患者さんから直接相談されたこともありました。

「ヒゲが生えてきたのは仕事で男性と対等に議論しているからでしょうか？」

そんなことはありませんって！　そんなことでヒゲが生えてくるのなら、女性の国会議員や医師、弁護士はみんな毛むくじゃらですよ。

オス化＝女じゃなくなる、という煽り方は、女性の琴線に触れるのかもしれません。でも、そうやって誘導される女性像には昭和の香りがします。

「ティースプーン1杯」の謎

女性ホルモンは想像以上に超微量です。単位だって、ピコグラム／ミリリットルとか、ナノグラム／ミリリットルです。ピコグラムは1兆分の1グラム、ナノグラムは10億分の1グラムですから、気が遠くなるほど微量であることがわかるでしょう。

そんな超微量の女性ホルモンによくあるたとえが、

「一生でティースプーン1杯」

です。これ、そこらじゅうで言われていますし、私自身ももしかしたらかつてどこかで言ったかもしれない、と思うほどメジャーな文言です。ところが、いったい誰が言い出したのか、さっぱりわからない。専門家向けの医学書や教科書には記載がありません。

ホルモンそのものの体積をどうやって量るのかわかりません。それに、数多くある他のホルモンの生涯分泌量がそのように表現されているのは聞いたことがない。でも、市販の健康本には大抵「女性ホルモンは一生でティースプーン1杯程度の分泌」とあるのです。不思議ですよね。

よくよく考えてみると、「一生で」というのがそもそも眉唾です。たくさん子供を産む人と、ひとりも産まない人ではまったく分泌量が異なるはず。

妊娠したら、エストロゲンはものすごくたくさん出ます。臨月には、普段の150～200倍くらい出るので、肌もツルツルになります。その代わり、産後はスカスカになり、見事に出ません。これが原因でマタニティブルースと呼ばれる抑うつ状態になるくらいですから。このホルモン量の落差といったら、ジェットコースター並みです。

巷でよく言われているのが「出産はデトックス」なる迷言です（これも一連の都市伝説の一種と言っていいでしょう）。テレビに出演したとき、ある女性タレントさんにも質問されたことがありました。

「出産はデトックスってよく言うから、きれいになるんでしょ？」

いえいえ、赤ちゃんは別に毒じゃありませんから！　なので、私は、

「産後はホルモン分泌量がガクッと下がるので、どちらかといえば妊娠中のほうがきれいですよ。この減り方は激しくて、産後は更年期状態に近いとも言えるんです」

と答えました。

しかも、分泌量がすぐに戻る人もいれば、2年くらいかけてだんだんに戻る人もいる。授乳中は排卵が抑制されるので基本的には元の状態に戻りませんが、授乳中でも排卵が戻るケ

ースもありますし、これぱかりは本当に個人差が大きいのです。それこそ妊娠したことがない人と、出産を何回も経験している人のホルモン量には、確実に差があるでしょう。

こんなに個人差があるのに、「一生でティースプーン1杯」と表現することに何の意味があるのか？　おそらくイメージの問題だけなのでしょう。

女性ホルモン信者の勘違い

一般的に、女性ホルモンといえば、エストロゲンのことを指すと思っている人が多いようです。しかも、「エストロゲン＝美容ホルモン、若返りホルモン」のような受け止め方をしている女性もいます。美容ホルモンだから、たくさん出れば出るほどきれいになるとか若返ると勘違いしているようです。確かに、妊娠中はエストロゲンが大量に分泌されて、肌もきれいになりますが、もちろんそのために妊娠する人はいないでしょう。しかも出産後はこれが激減して、肌はカッサカサになるのですから。

恋愛だのセックスだの、いろんなところに担ぎ出されるエストロゲンもいい迷惑だと思うのですが、多ければいい、出ればいいというものではありません。**むしろ増えすぎると、乳がんや子宮体がんのリスクが高くなるというデメリットもある**のです。

では、何がよいかといえば、ふたつの女性ホルモン、エストロゲンとプロゲステロンが定

生理周期に伴うホルモン分泌量の変化

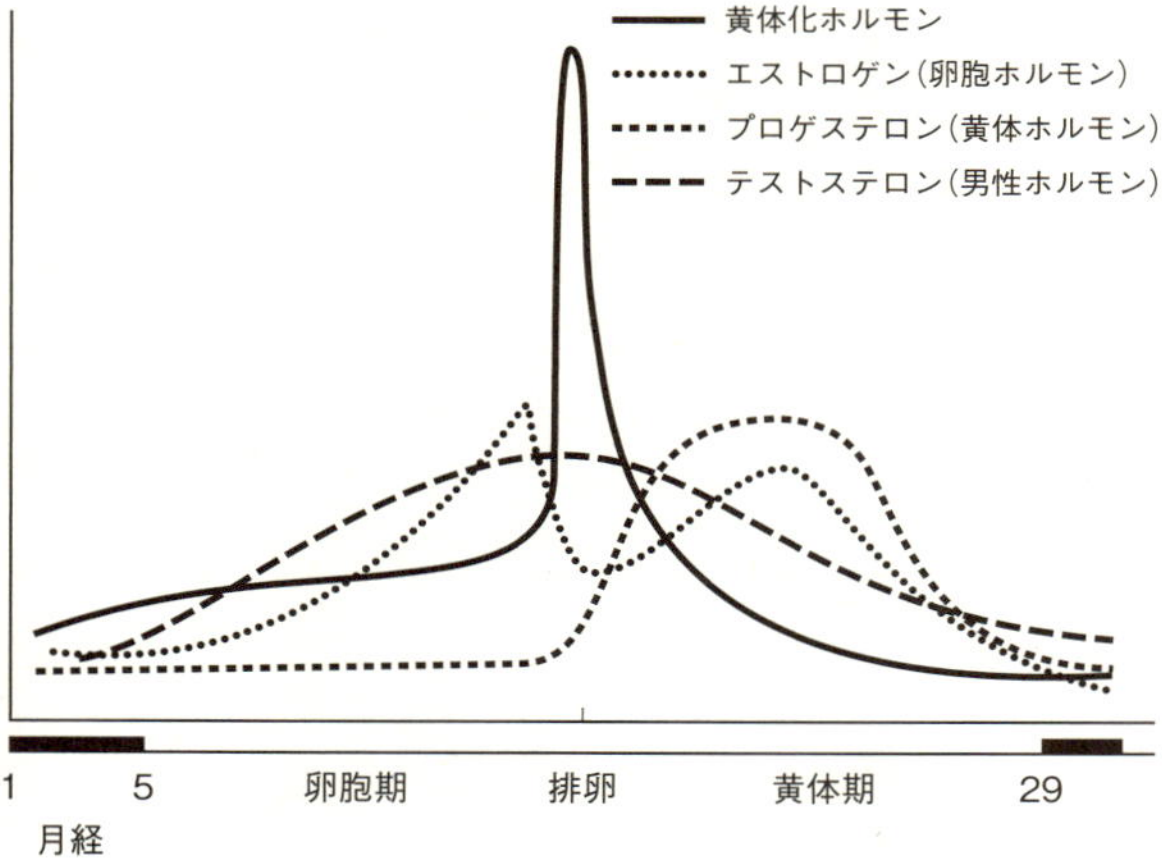

＊Human Sexuality and its Problems, 3e 2009

期的にかつ適度に分泌され、バランスをとっている状態です。

エストロゲンは、生理周期のうち、排卵前と排卵後にふたつの分泌のピークがあります。一方、プロゲステロンは排卵後にのみ分泌のピークがあります。排卵後から生理前に、なんとなく不調を訴える人も多く、いつのまにかプロゲステロンは悪者にされてしまっているようです。プロゲステロンが単独で分泌される時期がないから、生理前の不調もプロゲステロンのせいにされているのでしょう。これは大きな勘違いです。プロゲステロンだけが悪いのではなく、エストロゲンとプロゲステロンが両方出るから、この時期に不調となるのです。

女性誌が仕掛けてきた数々の「女性ホルモ

ンキャンペーン」によって、エストロゲンのイメージがすっかり「いいホルモン」となっているせいもあるでしょう。その煽りを受けて、一方のプロゲステロンや、男性ホルモンであるテストステロンのことを「悪いホルモン」と思っている人も多いのです。

ただし、プロゲステロンについては、さらなる「濡れ衣」を着せられているので、その汚名をそそいでおきましょう。

生理前に体がむくむのはプロゲステロンの作用だと、産婦人科医でも誤解している人がたくさんいます。でも、実際に体に水分を溜めてむくみを起こすのはエストロゲンです。念のため大学図書館で「生理学」の成書を調べてみたところ、水を溜めるのはエストロゲン、と、ちゃんと書いてありました。ところが女性誌の記事などでは、これが逆に書かれていることが多いのです。

プロゲステロンは排卵しなければピークを迎えません。プロゲステロンは腸の動きを緩やかにさせるため、お腹が張る・便秘になるなど、女性にとってはあまりうれしくない作用もありますが、体温を上げて、代謝を促進する作用もあります。

細かい作用をいちいち覚える必要はありませんが、女性ホルモンは、なによりバランスとリズムが大切なのだということは知っておいてください。

モデル体型がいいと思ってる!?

女性誌のモデルさんたちはみんな手脚が細長く、スリムで華奢《きゃしゃ》な体型です。特に日本人女性は痩せ志向が強く、スタイルが良いとされている人は、みな標準体重よりかなり痩せています。

「標準体重」とは、健康的な生活を送るうえでの理想的な体重です。

「身長（メートル）×身長（メートル）×22」

で計算します。身長が160センチメートルの人は、1・6×1・6×22＝56・32キログラムです。モデル体型に憧れている人は、かなり重いと感じるかもしれません。

女性誌は年がら年中、ダイエット特集を組み、痩せていることが美の基準であるかのように煽っています。痩せたいと思う女心はもちろんわかりますが、ガリガリの体型を賛美する傾向はちょっと疑問です。

というのも、体型こそホルモンバランスに影響を与えるからです。これは都市伝説でもなんでもなく、医学的な事実です。

実は、女性ホルモンのエストロゲンは卵巣からのみ分泌されるものではありません。標準体重の人の場合、全体の約4割は体の脂肪細胞から分泌されています。つまり、痩せていて脂肪細胞の少ない人は、脂肪細胞の多い人に比べて、エストロゲンの分泌量が少ないのです。

スリムを通り越して、痩せすぎの傾向があるモデル体型の女性は、体脂肪が少なすぎて、生理不順になりやすいと言えます。これは、脂肪細胞が少ないため、エストロゲンの分泌量も少なく、ホルモンバランスを崩しやすいから。標準体重から2割体重が減ると、排卵がうまく起こらなくなったり、生理が乱れると言われているのです。長距離ランナーや体操選手など、体脂肪率が極端に低い女性のトップアスリートも、生理不順に悩むことがあるという話を耳にしたことがある人もいるでしょう。

また、標準体重よりもかなり痩せている人は、30代、40代になると肌にハリがなくなったり、顔に小ジワが目立ってしまいます。ガリガリに痩せた女性よりもふっくらした女性のほうが、肌がつやつやしていることからもわかりますね。

逆に、太りすぎている人にも、実は同じようなことが起こります。脂肪細胞から出るエストロゲンが多すぎて、ホルモンバランスを崩してしまうのです。

以前、テレビ番組で、ちょっと太めの女芸人さんたちとご一緒したのですが、彼女たちはどうやら食べすぎで急激に太ったらしく、「生理不順はありませんか?」と訊いたら、やはり、「ある! 3ヵ月に一度しか来ない……」と言うのです。

太っている人で、まばらにしか生理が来ない人は多いのです。これもホルモンバランスが乱れているからにほかなりません。太っていて、しかも生理不順に慣れてしまっていると、妊娠していてもまったく気づかないという人もいます。

女性ホルモンが足りていないと、老化が早く、骨も弱くなる可能性もあります。女性ホルモンに関するトンデモ情報やデマはさんざん出回っていますが、本来の働きや必要性は案外認知されていません。

痩せすぎていても、太りすぎていても、ホルモンバランスは崩れます。「生理が止まる」というのは体からの大事なメッセージのひとつ。放っておかずにきちんと医師の診察を受けるべき状態だということを、しっかり覚えておいてください。

「妊娠力アップ」は誇大広告

次は、「○○力アップ」です。

免疫力アップとか、女子力アップとか。そもそも女子力ってなんじゃい？という疑問はさておき、自分の能力を高めたい、と思う向上心のある女性は多いようです。でも、あまりに根拠なきハウツーが蔓延するのはどうかと思っています。

特に「妊娠力アップ」。日進月歩の産婦人科医療でも、卵子の老化は止められず、巷にあ

ピル服用期間と服用中止後の妊孕性《にんよう》

ピル服用期間	妊孕性（服用２年未満を１として比較）
２～３年	0.98
４～５年	1.16
６～７年	1.10
８～９年	1.17
10～11年	1.23
12年以上	1.28

デンマークにおいて2007～10年に18～40歳の女性3727名を調査研究したもの。バリアメソッド（コンドーム、ペッサリーなど）の避妊法と比較した場合、使用中止直後の妊孕性はピルのほうが低いが、ピルはその服用期間が長いほど、結果的に妊孕性が高くなることが認められるとされている。

＊ Human Reproduction Volume 28 Issue 5 May 2013 : Pregravid oral contraceptive use and time to pregnancy : a Danish prospective cohort study

ふれる「妊娠力アップ」情報は眉唾だと、私はあちこちで言っています。

残念ながら、妊娠力はアップできません。現状で私が知っている、しかも医学的根拠のある方法は、ただひとつ。

「ピルを4～5年以上飲むと、妊娠力（妊孕《にんよう》性）がアップする」

です。ただし、今よりもアップするという意味ではなく、何も飲まずに4～5年経過した場合に比べて、という意味です。

避妊薬であるピルが妊娠力アップというのは一見、矛盾していると感じるかもしれませんが、ピルを飲むことで排卵が抑制されて、卵巣を休ませることができます（これについては、第四章で詳しくお話しします）。ですから、妊娠力というよりも卵子温存というほうが近いのかもしれません。

でも、これ以外には妊娠力がアップする方法は思いつきません。しいて言うなら、
・睡眠をしっかりとる
・標準体重を保つ
・タバコを吸わない
もちろんこれらも大事なこと。ただし、いずれも「妊娠力アップ」ではなく、あくまで「妊娠力をなるべくダウンさせない」方法です。ピルを飲む以外で、何をどうしたって、妊娠力はアップできないのです。

ところが、女性向けメディアでは「妊娠力アップ」の看板を掲げて、さまざまなハウツーやらグッズを切り売りしているようです。これはもはや誇大広告、「妊娠力アップ」という名の販促ですね。

たとえば、ヨガ。

ヨガ自体はリラックスを促して、ストレス解消などの効能も大きいと思います。でも、妊娠力アップとか、子宮力アップとなると、話は別。本当にそんな効果があるのだろうかと疑問です。そもそも女子力同様、「子宮力」って、どういう力なんでしょう。

よく妊娠・出産特集を組んでいるある女性誌に、「ベリーダンスで妊娠力を高める」とい

う趣旨の記事がありました。ん？　ベリーダンス？　腰を振る激しい動きのおかげで、腰にくびれができるというところまではわかります。もう一歩譲るならば、くびれができたセクシーな体型になって、セックスの機会が増えることで、妊娠するかもしれない確率が多少上がる……かもしれません。かなり飛躍していますが。

でも、ベリーダンスを踊ったからといって卵子が若返ったり、子宮の機能がアップすることはありません。つまり、「妊娠力」が今よりもアップすることはないのです。

もうひとつ、女性は「○○年齢」と言われると、どうしても気になってしまいますよね。血管年齢、骨年齢、そして肌年齢もそう。しかし、検査で気軽に調べるのはいかがなものかと思うものがあります。それが「卵巣年齢」です。

基本的には、持って生まれた卵子は増えることなく、減る一方ですが、その残存数を反映する「抗ミュラー管ホルモン（ＡＭＨ）」を調べる血液検査があります。この検査で卵巣年齢がわかるという言い方をされて、希望者がクリニックに押し寄せているそうです。

しかし、この検査は卵子の残存数は反映しますが、卵子にとって大事な「質」は反映しません。正直なところ、「**卵巣年齢**」**と表現するのは少々おおげさ**だと思います。その数値にあまり振り回されるのはよくありません。

ちなみに私自身、もちろんこの検査のことは知っていましたが、出産前には、「すごく加齢していたら、どう受け止めたらいいんだろう」と怖くなって受けませんでした。

　出産後、勤め先のクリニックで測らせてくれるというので、今度はちゃっかり、「わりとすんなり妊娠して、ひとり授かったから、もしかして私の卵巣年齢は実年齢よりもすごく若いんじゃないだろうか」と期待もしつつ、受けてみました。

　結果、年相応に「30代後半相当」でした。ふつうすぎます。これではコラムのネタにもなりません、というのは冗談ですが、結局、「この検査、いったい何の意味があるのか？」という感想を抱きました。

　検査希望者のほとんどは、産むとしたらもはや高齢出産となる今の年齢を気にしながら、妊娠をいつかしたいと思っている人です。

　でも、そのような人にとっては、検査の結果いかんにかかわらず、のんびりしている余裕も選択肢もありません。残存する卵子が多くても、質はわからず、妊娠できる保証などどこにもないのです。逆に、残存卵子が少なければ、早めに不妊治療の門をたたくという行動のきっかけになって、いいのかもしれませんが……。いずれにしても、あくまでも一つの目安と考えるべきです。単に一喜一憂するだけなら、時には有害にもなりえます。
　○○力アップ、○○年齢……確かに興味を引く言葉ではありますが、その言葉は事実なのか、見極めるリテラシーを身につけてほしいと思います。

第三章　あなた、実は「冷えて」なんかいません

何が「子宮にやさしい」のか？

「オーガニック」「自然派」というのも、どこに行っても目にする言葉です。なにかといえば「自然がいちばん」と思っている女の人が多い。添加物不使用、無農薬、有機栽培、天然成分……、「ナチュラル」なモノにみんな弱いですよね。

さらには、自分の体に対しても、「何もしない」「そのままでいる」ことが自然だと思っている人が多いようです。それが「ナチュラル」で「自分にやさしい」ことだと。

女の人が口にする、こうした「自然」や「やさしさ」について、私は常々疑問を感じずにはいられません。自分の体にとって、何が自然で、何が不自然なのか。体にやさしいとはどういうことなのか。一度、きちんと考えてみましょう。

たとえば「子宮にやさしい」とは、いったいどういうことを言うのでしょうか。

最近、その象徴のひとつとして産婦人科医の私が気になるのが、「布ナプキン」です。これには、ゴミが減ってエコだったり、市販の紙ナプキンかぶれに悩んでいた人がかぶれなくなったり、という優れた点がたしかにあります。しかし一方で、布ナプキンのありもしない効用や、紙ナプキンについての非科学的なリスクを言い立てる人がいるのは、困ったことです。「布ナプキンを使うと出血量が減って生理痛も軽くなる」とか、「紙ナプキンは、その素材である高分子ポリマーが皮膚から吸収され、子宮内膜症や子宮筋腫などの原因となる」とか。これらはまったくの眉唾です（そもそも高分子ポリマーが皮膚から吸収されることはありません）。

では、子宮にとって何が本当にやさしいのでしょうか。

今、日本人女性の平均初産年齢は30歳を超えています。有史以来ついこの間まで、30歳まで子供を産まないことなど、なかなかありえない社会でした。ほんの数十年前は、20代、あるいは早ければ10代後半のうちからバンバン子供を産み、5人、6人と多産が当たり前だったのです。

もっと言えば、閉経後に女性がこんなに長く生きているのも、最近になってからです。昭和22年（1947年）の日本女性の平均寿命は、53・96歳。信じられますか？　今は86歳を超えていますから、かつてはかなり「早死に」だったわけです。

ここからわかるのは、昔の女性のライフサイクルは、出産時のリスクは別にして、「子宮にやさしかった」ということです。まず、一回の妊娠・出産でトータル2年くらいは生理がなくなる。さらに、5人の子供を産むとしたら、10年間は生理がない、つまり排卵も起こりません。

それのどこが「子宮にやさしい」のか説明しましょう。毎月生理が起こるということは、子宮内膜が増殖して、剝がれ落ちることの繰り返しです。毎月排卵するということは、多数の卵子の競争が起こり、その中から卵巣の壁を破って出てくる卵子が生まれることの繰り返しです。つまり、生理や排卵のたびに、子宮と卵巣は傷ついては修復を繰り返しているのです。

体の組織が破れたり、剝がれ落ちたりで、修復と増殖を繰り返せば、がん化のリスクも増えます。たとえば、歯並びの悪い人で口の中の同じところにいつも歯が当たっていると、傷ができては修復するのでその部位に口腔がんが起こりやすくなりますが、それと同じことです。

昔の女性は一般的に多産だったため、生理や排卵が起こらない時期がかなり長期間ありました。その間、子宮と卵巣は平穏だったとも言えます。さらに、平均寿命が約54歳ですから、ちょうど更年期あるいは閉経する頃に亡くなってしまう人も少なくない。女性ホルモンが激減した後の人生を経験することなく、です。

では、現代の女性はどうでしょうか。毎月排卵と生理が繰り返し起こり、子宮と卵巣は絶え間なく過酷な環境にさらされます。しかも初産年齢も上がり、出産回数も少ないとなれば、子供を産まない期間が長く、その分子宮と卵巣はフル回転で、子宮筋腫や子宮内膜症などの病気も増えていくのです。子宮内膜症の約3〜5割は不妊症で、不妊症の3割以上が子宮内膜症とも言われていますから、現代女性の子宮は大変です。

自然かどうかで言えば、そもそも哺乳類として、排卵して生殖の準備ができているのに、なかなか産まないこと自体が不自然とも言えるのではないでしょうか。どんどん子供を産んでいた昔の女性のほうが動物として自然だったでしょう。

日本の現代社会における女性のありようそのものが、実は子宮と卵巣にとって不自然で、やさしくないのです。

もちろん、私は、「子供を早く産め」だの「昔の女性のように家にいろ」だの言うつもりは毛頭ありません。女性として、医師として、むしろそうした前時代的な物言いとは、真っ向から闘ってきたつもりです。ただ、現代女性が「自然に」「子宮にやさしい」生活をするのは実は難しいと言いたいのです。

今の女性たちがもし「子宮にやさしい」生活をしたいなら、ピルを飲んで排卵回数を減らしてあげるという方法があります。

ピルについては次章で詳しく解説しますが、子宮内膜症や卵巣がん、子宮体がん予防にもなるので、とても「子宮にやさしい」と断言します。子宮と卵巣にやさしいのは、「薬に頼らずありのままの子宮でいる」ことではなく、「ピルを飲むこと」のほうなのです。

ところが、「ホルモン剤のピルは不自然だ」「そもそも薬は体にやさしくない」と、イメージだけで拒む人が多い。それが日本の今の多数派です。でもおかしくはないでしょうか。そもそも動物として不自然な生活をしておきながら、「自然派」「ナチュラル」をご都合主義的に主張するなんて。そして生理痛がひどかったり、生理不順で日常生活に不便が生じているにもかかわらず、じっと我慢することをよしとしている。なんだか本末転倒だと思ってしまいます。

昨今の一部の女性たちの尋常ならざる「自然派志向」の背景は何だろうなと考えてみると、親世代の薬、特にピルに対する偏見の影響もありますが、やはり女性向けメディアに辿りついてしまいます。

「ナチュラルライフを実践する素敵な私」

「体にやさしいこと、それは何もしない、何も足さないこと」

といった麗句をなんの疑いもなく信じきっている。そして、自然派志向の女性たちは、思考回路ができあがっていてこだわりも強い傾向にあり、中にはカルト信者まがいの人もいるのです。そんな人たちの矛盾を突いておきましょう。

「自然派」なのに抗生剤好きな人

よくある自己矛盾の例が、「抗生剤は信用する人」です。神戸大学医学部附属病院感染症内科の岩田健太郎先生が『99・9％が誤用の抗生物質』（光文社新書）という本の中で、「風邪に抗生物質は効かない」と書かれています。

風邪をひくと、こぞって病院へ行き、抗生剤をもらっていませんか？　風邪に抗生剤なんか効かないのに。もちろん、抗生剤を安易に出す医者が多いのも悪いのですが。風邪はウイルスが原因です。細菌を殺す抗生剤は効きません。

ただ、ウイルスと菌の混合感染の場合には、抗生剤の投与が妥当という例もあるにはあります。

でも、ちょっと鼻水が出る、咳が出るくらいで、みんながみんな抗生剤を飲んでいたら、どうなるでしょうか。耐性菌ができて抗生剤がどんどん効かなくなってしまい、太刀打ちできなくなります。耐性菌といたちごっこの抗生剤の開発もそろそろ頭打ちと言われていますから、本当に抗生剤が効かなくなる時代が来てしまうかもしれません。

現状では、風邪をひくと、抗生剤を飲む人、処方を求める人がそれくらい多いのです。**自然派を自称する人でも、抗生剤は平気で飲む人がたくさんいます。そっちのほうは「不自然」ではないのでしょうか。**

こんな人がいい例です。オーガニックライフを実践し、有機野菜やハーブを育て、自然派志向まっしぐらの女性。基本的に、化学物質や薬を排除した生活を心がけています。ところが、その彼女が風邪をひいたとき、病院へ行って真っ先にもらったのが抗生剤でした。

「私、うがいが苦手だから、かわりに抗生剤をもらってるの」

と。彼女にとっての自然・不自然の境目はいったいどこにあるのでしょうか。そもそも抗生剤はうがいのかわりにはなりません。風邪に効きもしない抗生剤は飲むのに、市販の頭痛薬や生理痛の薬は飲まない。彼女なりの理屈があるのはわかりますが、話を聞いているとずいぶんご都合主義だなあと思わずにはいられませんでした。

漢方薬にもリスクはある

どうも自然派志向の女性たちからは、西洋医学は敵視されているようです。根本的な治療や対処ができる薬でも、「それは副作用が怖いから」「習慣性がありそうだから」と拒んだりします。

ところが、こういった方々に漢方薬を処方すると、「こういう治療を求めていた」と大喜びされたりします。

「漢方薬はオーガニックだから」

「漢方薬は生薬だから安心」

「漢方薬は自然界の賜物」

という理論なのでしょう。どうやら「漢方薬＝なんとなく自然療法」という、いいイメージは、私が思っていた以上に強固なようです。

漢方薬も他の薬同様、使い方によっては副作用がありますし、命にかかわることもあるかもしれず、体にやさしい薬とは一概には言えません。それでも、一定数の人が、「漢方薬だと副作用がない」と信じているようです。

たとえば、子宮内膜症の症状は漢方薬でも緩和されることがありますが、子宮内膜に直接作用するわけではないので、根本的に病巣を治すことはできません。日々つらい症状に苦しんでいるにもかかわらず、根本を治す治療法は選ばず、断固「漢方薬でやさしく治していきます」と言う人もいるのです。漢方薬とともに、鍼灸などの東洋医学系の治療に、西洋医学の根本治療を選びたくないがために、すがる人もまた少なくありません。

子宮内膜症で、卵巣には大きなチョコレート嚢胞《のうほう》もあり、放置しておいたら不妊症になってしまうかもしれないというくらい重症の、ある患者さんがいました。治療法をいろいろと説明し、選択肢もお伝えしたのですが……。次に受診されたとき、

「いろいろ考えましたが、鍼灸で治します」

と彼女は言いました。

（ええっ!?　それ本気？　鍼灸で子宮内膜症が治るはずないのに！）と心の中で思いつつ、

「もちろん、腰痛や痛みは鍼灸によって和らぐ可能性はありますが、子宮や卵巣にある病巣には作用しないので、毎月お腹の中の環境は悪くなって、妊娠しづらくなるかもしれませんよ」

と、あらためて丁寧に説明したのですが、

「いいです、鍼灸で治します」

と言ってその患者さんは帰られたのでした……。

結局、彼女は何をいちばん求めていたのだろうか、と考えました。私には、彼女は自分の健康よりも、「不自然な治療をしないこと」を優先し、「自然」を求めていたのだとしか思えませんでした。体調不良で日常生活に支障をきたし、不妊症になる危険性を抱えているというのに、「自然」を優先する人も婦人科外来には結構来られるのです。

「不妊」「逆子」と冷えは無関係

女性誌だけでなく、テレビの情報バラエティ番組などでもよく見かけるのが「冷え」特集です。寒い冬だけでなく、夏の冷房による冷え対策なども紹介されるようになりました。つまり、「冷え」はメディアにとって、季節を問わず一年中使える便利な一大コンテンツとなったのです。

ただ、ひとつ疑問なのは、何でもかんでも冷えのせいにしているところです。

「へそを冷やすと不妊になる！」

「子宮を冷やすと、逆子や難産に！」

「冷えがアレルギーの原因に」

など、まるで諸悪の根源のように、冷えが敵視されています。これは本当なのでしょうか？

確かに体を冷やすと体調を崩す人はいるでしょう。私自身も冷えたときは調子が悪くなることもあります。末端が冷えやすいのでレッグウォーマーを持ち歩いているくらいですから、体を冷やすのがなんとなくよくないことはわかります。

でも、**「冷え」は、不妊や逆子、難産とは関係ありません。**「冷えは体に悪い」というイメージをふくらませて、「体調不良や病気、なんらかのトラブルが起きる」ことと根拠のないままに結び付けているだけなのです。

もともと「冷え」というのは、東洋医学の概念です。手足が冷えていることを不調と自覚するもので、「主観」に重きが置かれています。

人間は体温が一定の恒温動物で、脳には体温調節中枢がありますし、自律神経も関わって体温を調節しています。たとえば、外気温が高くて暑ければ、汗をかいて放熱し、体温を下げようとします。逆に寒ければ、筋肉を震わせて熱を産生したり、血管を収縮させることで、熱の放散を防ごうとします。これが「ホメオスタシス（恒常性）」と呼ばれるもので、生き物が体内の環境や機能を一定の状態で維持しようとする働きです。

つまり、本来、体が冷えるのは体温調節のための自然な現象なのです。

そして、手足に冷えを感じているときでも、ホメオスタシスのおかげで、体の中心部は37度くらいに保たれています。中心部までが冷えてしまうと、それは「冷え」ではなく、完全な「低体温症」です。

余談ですが、本当に低体温の人はそう多くはいないと思っています。女の不健康自慢のひとつに「低体温」があると言いましたが、私が患者さんの基礎体温表を診ている限りでは、本当に低体温の人はそうめったにいません。

「私、体温低いの」と言う人の中には、すごく太っていて、体温計の先が腋《わき》の下の血管があるところに届いていなかった……なんて人もいます。低体温を自称している方は、より正しく体の中心部の温度を測れる、直腸温を一度測ってみてはいかがでしょうか。思い込みの場合も大いにありますから。

実は西洋医学においては、「冷え」という概念がありません。そもそも「冷え」を測定して客観的に評価する方法でコンセンサスを得られたものがないのです。ガリレオ・ガリレイは「科学とは、まず測るものだ」と言っていますが、つまりは測れないものに科学的根拠などできようがありません。

サーモグラフィーで体表面の温度を測るなどの試みはありますが、誰もが同じように客観的に計測できて、世界的にコンセンサスの得られた評価方法というものが今はないのです。

つまり、「冷え」はあくまで主観的なもので、ホメオスタシスの結果で起きている現象だということ。もちろん、これによって体調不良が生じることは確かですから、ある意味「冷え」は実在します。

でも、冷えが不妊、逆子や難産の原因と決めつけるのは、あまりにも根拠がなさすぎる。誰か「冷え」を客観的に計測して、比較検討した人がいるのでしょうか。ありそうなイメージで妊娠や出産と結び付けて、女の人を不安にさせているだけだと思いませんか？

子宮は冷えない

女の人は男の人に比べて、筋肉量が少ないため、熱を産生する量も低くなります。男の人に比べると末端が冷えやすい、というのは事実です。「女の子は体を冷やしちゃダメよ」とよく聞きますが、男は冷やすなとは言われませんね。でもその体の特性と、妊孕性《にんよう》や安産かどうかは関係ありません。

「冷えさえとれば妊娠できる！」と腹巻きを二重三重にしている人を見ると、ちょっと違うんじゃないかなあと思うのです。

子宮や卵巣は骨盤の中にあります。かなり太い血管が通っている場所で、実は体の中でもいちばん体温が安定したところにあるのです。**手足やお腹がちょっと冷えたぐらいでは、骨盤内の温度は下がりません**。命が危険にさらされるほど冷えないかぎり、子宮や卵巣が冷えることはまずないと思ってください。

つまり、妊娠中、赤ちゃんは母親の体の中のいちばん温かいところにいます。

「お腹が冷えると子宮が冷えて、赤ちゃんが嫌がる。赤ちゃんが温かいところを求めるから逆子になる」などともっともらしいことを言う人がいて、助産師の雑誌にそのようなことが書かれていたこともあります。いえいえ、ちょっとやそっと腹が冷えたぐらいで、子宮まで冷えませんから。誰か、妊娠している子宮に温度計をつっこんで、赤ちゃんの動きを確認でもしたのでしょうか？　答えはＮＯです。

冷えを予防するために努力したり、工夫することを揶揄《やゆ》するつもりはありません。ただし、冷えがすべてのトラブルや病気の原因と考えるのはやめましょう。

女の人がもっとポジティブに妊娠や出産を楽しめるようになればいいなと、常々考えています。それを妨げているのが、やはり、こうした根拠のない都市伝説です。

どんどんおおげさに膨らんでいく傾向もあるのではないでしょうか。


「〇〇したらダメ」

「〇〇しなければいけない」

という都市伝説が増えていくたびに、女の人たちは振り回されているのです。しかもこの手の都市伝説は、女の人自身が語り部となって、母から娘へ、女友達から女友達へと、どんどんおおげさに膨らんでいく傾向もあるのではないでしょうか。

骨盤よりも大事な「骨盤底筋群」

いつごろから「骨盤」という単語はこれほど女性にとってキラーワードとなったのでしょうか。骨盤ダイエットや骨盤ベルトが流行したあたりから、こぞって女の人たちが骨盤を語るようになった気もしています。みんな骨盤が大好き。最近では、

「骨盤の歪みを正せば、痩せてむくみも治り、すべてうまくいく」

といったような、自己啓発本かよとつっこみたくなるような、いい加減な理論も広く浸透しているようです。

そもそも骨盤の歪みやズレなんて、誰にでも多少はあるものです。歪みやズレが一時的に改善されたとしても、万病が治ったり、代謝がよくなってみるみる痩せる……はずもありません。

これも「冷え」と同じように、おおげさに悪者にされてしまっているのでしょう。

また、骨盤は女性の象徴のように語られていますが、男性にも骨盤があることを忘れていませんか？　子宮の次くらいに、骨盤は女性性のシンボルのようなイメージをもたれているのです。


私自身もいわゆる「骨盤ケア」の重要性は痛感しています。といってもそれは、「骨だけのケア」ではありません。「骨盤に付いている筋肉（骨盤底筋群《ていきんぐん》）のケア」という意味です。

骨盤底筋群とは、尿道、膣、直腸の出口付近を取り巻く、骨盤の底のあたりの筋肉の総称で、ガードルのような役割を果たします。つまり、骨盤の中にある臓器が上からの圧力で骨盤の外に押し出されないように支えているのです。

これらの筋肉が緩んだり、傷ついたりしてしまうと、子宮や膣、膀胱が支えられずに下がってきて、ふとした拍子に尿が漏れたり、悪化すると膣が裏返って出てきたりします。実は妊娠・出産（特に経膣分娩《けいちつぶんべん》）では、この骨盤底筋群がかなり損傷するのです。

妊娠・出産していなければ関係ないということはなく、尿道を締めて尿が漏れないようにするためにも必要な筋肉であり、セックスのときに膣の締まりをよくしたり、オーガズムにも深いかかわりのある筋肉なのです。女性にとって大切な筋肉と言えるでしょう。

ところが、骨盤といえば骨格の話ばかりで、骨盤底筋群はあまり着目されてきませんでした。最近になってようやく、雑誌やテレビで尿漏れの特集が組まれるようになり、尿漏れパッドが多種類発売されたり、骨盤底筋群についての関心が高まってきました。

出産後こそ、この骨盤底筋群を鍛える骨盤ケアに力を入れてほしいのですが、出産を境に主役は妊婦から赤ちゃんに移行します。母親は自分の体をケアする余裕がありません。気づけば、いろいろな症状を放置したままになってしまうのです。

女の人には、骨盤の歪みを正せばみるみる治るという妄言よりも、正しい骨盤底筋群ケアを知ってほしいと思っています。

「膣トレーニング」は誰のため？

ここ数年で骨盤底筋群も話題になり、少し前には女性誌でも「膣トレ」が盛んに取り上げられていました。膣トレで名器になって彼を虜《とりこ》にする、膣トレで痩せる、膣トレでモテる女になる……。

女性が自分の体や性器に関心を持つことはいいことだと思います。ただ、**男のために、モテる女になるために、やるという下心には違和感をおぼえます**。膣の締まりがよくなったからといって、必ずしも男にモテるわけでもないし、膣の締まりを目当てに付き合う男もどうなのよ、と思いますよね。

巷で言われている膣トレとは、要は骨盤底筋群を鍛えるトレーニングです。基本は尿漏れを予防したり、産後にゆるくなった膣を元に戻すための「骨盤底筋体操」（ケーゲル体操）のことで、日本中の産婦人科で産後や老年期の尿漏れ対策として指導されています。私自身も尿漏れ予防や性感アップのため、ほうぼうで勧めていました。ただし、よく見かけるのが「おしっこを途中で止める訓練をすればいい」という説明ですが、これは誤りです。正しくは、「おしっこを途中で止めるような感覚で行う」です。排尿時に何度も繰り返していたら、膀胱炎になるかもしれませんから。

ところが、どこでも誰にでもできる手軽な方法なので、おすすめしていたこのケーゲル体操が、実はあまり効果がないというデータがフランスで出てきていることを知り、ショックを受けました。そこで、私が、横浜・元町の「ＬＵＮＡ」という女性医療クリニックで体得した、最新の正しい骨盤底筋群トレーニングを紹介します。

「奥のほうを締めてください」

「ＬＵＮＡ」には、骨盤底トータルサポートクリニックが併設されていて、私もここの理学療法士さんにいろいろとお世話になりました。

「まず、膣の前の壁をぐーっと後ろに押してください」

と理学療法士さんの指示。え？　膣の全体を締める運動はよくやってたけど、一部分だけ!?

「では、ゆっくり緩めてください」

と次に指示され、ホッとして一気に力を抜いたところ、

「一気にではなく、徐々に力を抜いてください。そのほうがはるかに筋力を使い、効果的なトレーニングになります」

と教わりました。その後、

「膣の後ろの壁をぐーっと前に」

「横のほうから中央に向かって」

など次々と指示をされて、なんとか頑張ってついていくことができました。私も産婦人科医の端くれですから、多少は一般の患者さんより飲み込みが早かったようです。

しかし、膣の入り口付近はわりと自由自在に動かすことができても、奥のほうはうまくできません。

「奥のほうを締めてください」と指示され、頑張ってはみるもののあまり力が入らず、力を入れてはいけない腹直筋に力が入ってしまいます。教えられた特殊な呼吸法を使って、ようやく膣の奥に力が入ったものの、どうも私の膣の奥を支える筋肉は弱っているようでした

……。膣の奥のお腹側にあるのは膀胱ですが、膀胱が少し垂れ下がっているようで、時々尿漏れしそうになる原因とも考えられます。比べていないので明らかではありませんが、おそらく出産が関係しているのだと思っています。

やはり専門家の指導を受けることは大切です。自分ではできているつもりでも、実際にはあまり効果がなかったり、別の部位の筋肉を鍛えていたり、あるいは逆効果になってしまうこともあるというのです。**一度、正しいトレーニング方法を教えてもらえば、自宅でもできるようになります**から、最初は専門家に教わることをおすすめします。

そもそも女性泌尿器科自体が珍しく、骨盤底を専門にしている医療施設はあまりないのが現状です。産後の骨盤ケアは医療で抜け落ちている分野のひとつですし、産婦人科も含めて、医療体制を整えていく必要があると思っています。

知らない不幸と調べすぎた不幸

女性向けメディアがいかにイメージ先行で、そこに科学的根拠がない情報が多いか、という事例を挙げてきました。女性誌の作ったイメージにも、バッサバッサと斬り込んできましたが、実際は、知識や情報というのは出版社やテレビ局、大手広告代理店だけが発信元ではありません。うさんくさい情報や間違った知識は、インターネット上での個人ブログやSN

S、直接的なクチコミでも発信されています。
こうして、ありとあらゆる情報があふれている今の世の中、どんなリソースから情報を得ているのかは、自分の身を守るためにもチェックすべき問題だと思います。

たとえ仲のいい、信頼のおける長年の友人からのクチコミだったとしても、その情報が本当に正しいかどうかはわかりません。知識や情報をたくさん持っていても、その質自体が悪ければ、みなさん自身が「情報弱者」となってしまいます。

この情報弱者には、２種類のタイプがいます。ひとつは、

「情報をまだ得ていない、基礎知識を知らない人」

そしてもうひとつは、

「間違った情報を得たために振り回されて踊らされている人」

です。

前者は自分の体のしくみや、病気に対する予防知識などを持たないため、いざというときに困ってしまうでしょう。元気なとき、人生がうまくいっているときは、それでも問題はないけれど、何か起きたときにはもう遅い。「え？　何それ？　全然知らなかったし、聞いてないよ～」となってしまうのです。「知らなかったがための不幸」は未然に防ぎたいものです。特に、体に関することや健康に関することで、「転ばぬ先の杖」は重要です。人生の質

も変わってしまいますから。

一方、後者の情報弱者の典型は、女性誌などから多くの情報と知識を得ています。必要な情報、正しい知識だけならよいのですが、指摘してきた通り、そこには余計な味付けがされた知識も多いのです。

「コレを食べれば女性ホルモンがドバドバ」とか、煽られているとも気づかずに余計な消費行動に走ってしまったり、間違ったことを知りすぎたがための不安やストレスに駆られてしまうのもこのタイプです。

そういった人たちのために私ができることは、「それって本当？　根拠はあるの？」と警鐘を鳴らすことだと思っています。特に、働く女の人の生き方や考え方、行動が枠に閉じ込められそうになっていたり、女性であることを悔やむような方向に誘導しているネタは容赦なく斬り捨てることにしています。

体に関して言えば、本当に個人差があり、努力や工夫ではどうにもならないことがたくさんあります。妊娠や出産、子育てなんて特にそう。何か思い通りの結果にならなかったときでも、「努力すれば○○できる」というのを鵜《う》呑《の》みにしていた人は、後悔したり自分を責めたりしがちです。そういう人には、

「あなたの努力や配慮が足りないわけではないから！」

と言ってあげたい。

また、その人が幸せか不幸かなんて、他人が決めることではありません。

「モテ」とか「愛され」とか、「母になろう」「ママになっても女でいたい」など、メディアに価値観を刷りこまれていないか、時々振り返ってみるといいかもしれません。

思い込みが生むストレス

間違った知識や余計な情報でがんじがらめになっている女の人の中には、完全に視野が狭くなって、周りが見えなくなってしまう人もいます。恋愛、セックス、結婚、妊娠、出産、子育て、お受験……ありとあらゆるライフステージの中で、私も含め女性は視野狭窄《きょうさく》に陥る瞬間が誰にでもあるものです。そして、そのことがストレスを生んで、結局自分の身に返ってくる。

ストレスが体によくないのは確かです。一例ですが、ストレスホルモンがたくさん出ていると妊娠しづらいという論文があります。

唾液中のコルチゾールというステロイドホルモンは、ストレスホルモンと呼ばれています。不妊治療中の人の唾液を調べたところ、この**ストレスホルモンが多く出ている人は受精卵の着床率が低い**という結果だったのです。

また、妊娠中にストレスホルモンが出ると、それは胎盤を通って、赤ちゃんの血液にもいくので赤ちゃんにもあまりよろしくない、というデータもあります。

適切な身の処し方は、正しい知識のうえにこそ成り立つものだということを、あらためてお伝えしておきたいと思います。

第四章　「ピルが怖い」って誰が言った？

生理で苦しむならまずはピル

生理に振り回されている女の人、ものすごく多いです。まず、いつ来るかわからない生理不順の人なんか、予定がちっとも立てられません。そして、激痛と重だるさで仕事や家事、普通の生活もままならない生理痛……でも、みんな我慢していますよね。

先日もテレビ局でメイクさんと話をしていたら、

「先生、以前ピルの企画でテレビに出られましたよね」

と覚えていてくれたのです（もうかなり前の話なのですが）。それで彼女が、

「あたし、生理が始まってからずっと不順なんです」

とおっしゃる。え？　今何歳？　27歳……!?

「それって10年以上もその状態だったの!?　そんなのアカンよ！」

さすがの私も驚きました。

「ハイ、ずっと予定も立てられなくて。生理痛もひどいし……」

と淡々と話す彼女。多嚢胞《たのうほう》性卵巣症候群（P.35参照）などなんらかの病気かもしれないし、そんな状態を放置しておいたら、中には将来がんのリスクが高まるものもあります。そして排卵がきちんと起きていないかもしれません。いざ子供が欲しいと思っても、自然には

妊娠しにくい状態かもしれないのです。

彼女に限らず、女の人はどうしてもこう考えがちです。

「生理は重くてつらいのが当たり前で、我慢するべきもの」

「生理に振り回されるのは女だから仕方がない」

と。こっちから生理をコントロールしてやろうという意識がものすごく薄い、あるいはまったくないようです。

第一章で「人体はコントロールできないことがほとんど」というお話をしましたが、**女性が自分の体でコントロールできることがひとつあります。それは生理。具体的にはピルを飲むこと。**ピルを飲めば生理をコントロールできるのです。生理痛を軽くすること、自分の都合に合わせて生理の日程をずらすこともできる。

ところが、ピルはなぜか怖がられることが多い。「ホルモン剤＝副作用」の偏ったイメージだけがひとり歩きしていて、よく知りもしないのに拒否する人が多いのです。

ピルは太らない

他のテレビ局のメイク室でも、ピルが話題になったことがあります（女の人から体についての相談を受ける機会が多いのです）。若いメイクさんたちが一様に、

「ピルって副作用が怖いというイメージが強くて」

と言うので、

「怖い怖いって言うけど、ピルにどんな副作用があるのか知ってる？」

と訊いたら、みんな「知らない」と。イメージだけで怖がっていて、しかも、

「ピル飲んだら太るんじゃないんですか？」

と言う。それは20年前の話。そのころは中用量ピルといってホルモン量が多いものしかなかったので、太ることがあったのです。でも、**現在の低用量ピルには太るという副作用はありません。**

以前、ある女性誌でモデルさんと対談しました。彼女は可愛くて、見事にスレンダーな、いわゆるモデル体型。その彼女が、自分もピルを飲んでいるという話をしてくれました。

女性誌のモデルさんは本当に大変そうです。「なんか、ストレスが溜まると、ケーキ1個だけならいいかなって思って、自分を許してときどき食べちゃったりするんです」と言っていました。普段からそんなに我慢してるのか、ケーキを……。たかが1個のケーキを我慢してでも体型をキープしなきゃいけないような職業の子が、太る薬を飲むはずがありません。彼女のような人がピルの誤解を解き、メリットを大々的に言ってくれたらいいのに、と思いました。「あの○○専属モデルもピルを愛用！」って。

それでも、「私はピルを飲んで太った」という人もいるかもしれませんね。でも、太ったのはピルのせいではなく、他に原因があるはずです。同時期に起こったことすべてに因果関係があるわけではないのはこのことに限りません。

特に、「自然派志向」の女性はピルを拒絶する傾向が強いように思います。ホルモン剤なんてもってのほか、鎮痛剤すら拒む女性も少なくない。生理痛でのた打ち回って苦しんでも、ハーブティーやアロマで対処しようとするのですが、あまり効果はないようです。そもそも、生理不順で予定が立てられなかったり、突然の出血が怖くて白い服を着ることができないのが自然なのでしょうか？

コントロールできる方法があるのにしない、我慢するのが当たり前、病気じゃないから仕方ない……21世紀になってもまだ、女の人たちはつらい思いを甘んじて受け入れているのかと思うと、産婦人科医としては、もっとできることがあるのになあ、と悔しいばかりです。

ピルを飲むのはあばずれ!?

ちょっと前に、ツイッターである4コマ漫画が出回っていました。イラストレーターさんが発信しているのですが、「生理1日目はだいたいこんな感じです」という内容。いかに生理痛が重くてつらいかが描かれています。これが発信された2時間後くらいには、リツイートが３０００を超えていました。

「わかるわかる！　私もそう」「ウケる～」みたいな感じなのです。

いやいや、そうじゃなくて！　生理がそんなに重くて苦しいのは異常だし、それを我慢しているのもおかしいです！

「女子にありがちよねぇ～」「生理ってこうだよねぇ～」と共感を誘う「女子あるある」の一種なのかもしれません。苦行荒行を自虐ネタにして、楽しんでしまおうというポジティブ思考なのかもしれませんが、私はすごく違和感を覚えました。え？　そんなにひどいのに、我慢しているんだ……ピルを飲んだほうがいいのに……。

ただ、漫画によれば、彼女は痛み止めの薬には辿《たど》りついているようでした。鎮痛剤すら拒む人に比べれば、まだ苦行ではないかもしれません。

かつて、生理痛がひどくて、病院に救急車で運ばれてきた女子高生がいました。つらそうなので、「痛み止めしようか？」と言ったら、「どうして病気でもないのに薬を使わないといけないんですか！」と突然怒り出しました。もちろん病院に来ただけで痛みがとれるわけではありません。なにも対処ができなくて困りました。

実際に、生理痛や生理不順などで困って、クリニックにいらっしゃった患者さんでも、ピルをすすめると拒否して帰られる方は多いです。月経困難症などで保険がきくようになっているにもかかわらず、避妊薬としてのイメージが強いせいもあるでしょう。また、「ピルを飲んだら今後妊娠できなくなるんじゃないの」と勘違いされていることもあります。そこは私もきちんと説明をし、自分の体験も含め、なるべく丁寧にお話しします。

「私は7年間飲んでいましたが、飲むのをやめたらすぐ妊娠しましたよ」とお話しすると、安心される方も多いのですが、ダメな人はダメ、イヤな人はイヤなのです。

ピルのイメージは完全に「不自然な薬」「副作用が怖い薬」です。認可されてすでに14年も経つのですが（日本では認可されるまでにもえらい時間がかかりました）、昔の人が抱いていた偏見がいまだに強いのでしょう。ちょっと前まではさらに、「ピルを飲む女はあばずれ」というとんでもない言いがかりまでありました。ひどい話です。

実態が伝わらず怖がられる副作用

ピルはいまだに副作用メインで語られることが多く、その副作用がどんなものか知らないのに、ひたすら怖がられているフシがあります。ホルモン剤というだけで、ピルは偏見に満ちた不当な扱いを受けているのです。

以前、ツイッターでピルについての私のつぶやきが、９０００以上もリツイートをされたことがあるのですが、その中には、

「副作用について述べていないなんて！」

という粘着質な人が一人いました。もちろん副作用の話は別にツイートしたのですが、そちらは見てくれていなかったようです。ツイッターは１４０字ずつしかつぶやけないので、まあある出来事ですが。

そもそもピルは処方薬ですから、病院に行かないともらえない薬です。医師に会ってから飲む薬なので副作用について聞かされないまま飲むことはありえません。こちらから説明する前に質問する方も多いです。ふだん病院で薬をもらうときに、何に効くかを聞く前に「この薬に副作用はありますかッ!?」って副作用ばかり気にする人は少ないと思うのですが、ピルだとこれがよくある話。そういうイメージがついてしまっているのです。

まずはその誤解をひとつずつ解いていきましょう。

多くの女性が思い込んでいる副作用が先ほどお話しした「太る」です。ピルを飲むと太る……ことはありません。たまたまピルを飲み始めた時期に、別の原因で太った人が、「ピルのせいで太った！」と言ったのでしょうが、因果関係はまったくありません。

「なんとなくイライラする」「肌が荒れた」なども耳にしますが、因果関係が本当にあるの

かわからない。いや、おそらくないものも多いです。

もちろんどんな薬もそうですが、作用と副作用はその両方があります。ピルでいちばん怖い副作用は「血栓症」です。血が固まりやすくなって血栓ができ、最悪の場合はこれが肺の血管を詰まらせて命にかかわるというものです。

ただし、血栓症が起こるリスクは非常に低い。実は**妊娠によってもこの血栓症は起こりやすくなりますが、ピルによる発症は妊娠による発症の3分の1程度の確率**です。血栓が怖いから妊娠したくないという人は通常いませんよね。ピルによって血栓症が起こりうるということは知っておかなくてはいけませんが、血が固まりやすいリスク要因がある人以外は、それはとても稀だということも併せて理解してください。

もともと血が固まりやすいのは、タバコを吸っている人、肥満の人、高年齢（通常40歳以上）の人で、こうした人は、気をつけてピルを飲まなければいけなかったり、そもそも服用してはいけなかったりします。

また、ピルによる血栓症は、飲みはじめのころに起こりやすいので、服用したり中断したりを繰り返すほうがリスクが高くなります。飲むのであれば、まとめてたくさん処方してもらって服用を続けるほうが安全と言えます。

さらに、ピル服用による発がんリスクについては、ＷＨＯ（世界保健機関）などに、子宮頸がんで1・31倍、乳がんで1・24倍というデータがあり、一方で、子宮体がんや卵巣がんについてはリスクが低下するとされています。

現在、医師の間では、子宮頸がんが増えるのは、ピル服用によって避妊のためのコンドームをつけるモチベーションが下がり、このがんの原因となるヒトパピローマウイルスに感染する機会が増えることとも関係していると考えられています。いずれにしても、子宮がん検診をちゃんと受けていれば、がんで子宮や命までも失うことはめったにありませんから、ピル服用の有無にかかわらず、検診は必ず受けてほしいと思います。

実際、10万人の女性のうち1年間に死亡するリスクを比較したイギリスのデータもあります（＊Guillebaud 1998）。健康な非喫煙者がピルの服用で死亡するリスクを1とすると、家庭内の事故で3、妊娠・出産は6、交通事故で8、喫煙は167。これは日本のピルの使用に関するガイドラインにも記載されている数字です。

ピルの服用で死亡するリスクは、妊娠・出産と比べてもかなり低いことがわかります。でも、こうした確率論は数字の受け取り方次第です。ここでは理解を助けるためにあえて提示しました。

のちほどお話ししますが、ピルにはリスクを上回るだけのメリットがたくさんあります。イメージだけで生理的に拒絶するのではなく、リスクとメリットを考えたとき、自分にとってはどちらが有益か、ぜひ論理的に考えてほしいと思っています。

副作用の「本当のところ」

副作用の話ばかりを言っても仕方ないのですが、むやみに怖がる前に、知っておいてほしいことがありますので、もう少しだけお話しします。

ピルの副作用でもっともメジャーなものは、吐き気やむかつきです。女性ホルモンなので乳房が張るという人もいます。副作用というよりは、マイナートラブルと言ったほうがいいかもしれません。基本的には、これらの症状も飲みはじめの最初の1〜2週間程度で、めげずに続けていればなくなることが多い。

さらには、この症状にはひとつの対処法があります。夜寝る前に飲むようにすれば、この症状が起こる時間は夢の中なので、症状の出現による不快感を極力少なくすることができます。

また、ピルとひと口に言っても、製剤は各社により10種類以上あります。それぞれの特徴などはこの後紹介しますが、クリニックや病院によって仕入れている薬が異なります。**ひとつが体に合わなかったとしても、種類を替えるとまったく症状が出ないこともよくある**ので、2〜3ヵ月試してもつらいようなら、合うものを探したほうがよいでしょう。

私もピルの種類によっては吐き気がします。まさに「つわり」と同じ症状。でも他のピルでは何の症状もなく、快適に過ごせます。自分が合わないピルにすぐに挫折したので、患者さんには、

「まずは1～2週間ぐらい頑張ってみて」

と言っています。合わないものは本当に合わないです。そのつらさは私自身も体験していますから、

「あまり無理をしないで、本当に合わないときは違う薬に替えましょう」

と提案します。あるいは、あらかじめ吐き気止めを一緒に処方することもあります。

いちばん最初に飲んだピルが体に合った人は、

「え？　副作用なんてぜんぜんなかったよ♪」

と飲み続けることにもまったく抵抗を感じません。ただし、ファーストアタックが運悪く体に合わなかった場合は、

「ピルなんて二度とイヤ！」

となってしまう可能性もあります。だからこそ医師として丁寧に説明しますし、相性があるということもきちんとお話しするようにしています。

ときどきツイッターにも来るのですが、「私、生理痛がひどくて意を決して病院に行った

のに、気持ち悪くなる薬を出されました」という恨み節を抱えている人が意外と多いのです。もしかしたら医師の説明が足りなかったのかなあと、とても残念に思います。あるいは、1種類のピルしか置いてないクリニックだったのかもしれません。個人差が大きくて相性もあるので、違う種類を飲んでいれば、その女性もそんなリプライをしなかったと思うのです。私だって、すべてのピルが体に合わなければ、「ピルは気持ち悪いよ……」というマイナスメッセージを発するようになっていたかもしれません。ただし、私は産婦人科医ですから、マイナートラブルについては充分わかっていましたし、数種類を試してみるだけの度胸とチャンスはあったということです。

とはいえ、いくつか試してもいまだに相性のいいピルと出合えず、ドクターショッピングならぬピルショッピングにはまり込んでしまう人もいます。

あるタレントさんが女性誌でそんなコラムを書いていました。

「月経前症候群がひどくて、いつもダンナと喧嘩する。ピルもいろいろ試したけれど、これは出血するし、これは吐くしで、なかなかいいのが見つからない」

と。早く彼女が相性の合うピルと巡りあえることを願うしかありません。

ピルの処方に関して、産婦人科医の最大の役割は「丁寧な説明とエンカレッジ（激励）」だと思っています。

「あなたに合うピルがきっとある！　マイナートラブルを乗り越えたあかつきには、健康と美容を手に入れて、快適な毎日が待っています！」

と伝え続けることです。

そのためには、クリニック側も最低でも4種類以上のピルを揃えておくべきだと私は考えています。タイプの異なるピルを用意しておけば、合わなかった場合のフォローもうまくできるはずです。

ピルを飲みたいと思って、クリニックを選ぶ際には、処方しているピルの種類を電話で問い合わせるか、ホームページなどで確認してみてください。

たくさんのメリットを知る

ピルにはメリットがたくさん——一見、眉唾に聞こえるかもしれませんが、これはまぎれもない事実です。

副作用の話ばかりをしてきましたが、ここからが本題。ピルには女性にうれしいメリットがたくさんあります。第二章でも「ピルを4～5年以上飲むと、飲まなかった場合に比べて妊娠力がアップする」とお話ししましたが、まずはピルを飲むことで日常生活にどんなメリットがあるのか、ピックアップしてみましょう。だからこんな人にもおすすめ、というものも挙げておきます。

●生理が軽くなる（出血量が減る）↓過多月経や貧血、子宮内膜症の改善

夜用ナプキンを毎月大量に消費している人、モレが気になって黒いパンツしかはけない人、生理のたびの大量出血で貧血になってフラフラする人。

●生理痛が軽くなる↓月経困難症の改善

痛さや重さで、毎月のた打ち回るほど苦しんでいる人、痛み止めも効かないという人、生理で会社を休むことがよくある人、痛みやつらさで寝込んだり救急車を呼んだことがある人。

●生理不順が治る

生理がいつ来るかわからず、予定が立てられない人、生理がまばらにしか来ない人や頻繁に来る人、生理が来ないことに慣れていて体に無頓着な人。

●生理の予定を思い通りにずらせる

旅行やイベントのときにできるだけ生理になりたくない人、海外旅行先のトイレ環境が不安な人やナプキンを持っていくのがイヤな人、海やプール、温泉旅行を堪能したい人。

●生理前のイライラを軽減させる↓月経前症候群の改善

毎月決まった時期にイライラしたり、人に八つ当たりしてしまう人、生理前に決まって落ち込んだり、気分がすぐれなかったり、体調不良に悩んでいる人。

●ニキビや多毛症の改善

フェイスラインのニキビがなかなか治らない人、肌の状態が不安定な人。

●避妊できる

今は妊娠をしたくないため確実に避妊したい人、彼氏がコンドームをつけたがらずに困っている人。

メリットがどれくらいあるかは個人差があり、同じ人でも製剤の種類や服用期間によって違いがありますが、日常生活での不快感をこんなにも改善・予防してくれるのがピルです。さらには、女性特有の病気や、人生に大きく影響を与えてしまうトラブルなどのリスクを低下させてくれるのもピルのメリットです。

●卵巣の病気を予防 → 機能性卵巣嚢胞や良性卵巣腫瘍、卵巣がんのリスク低下

●子宮のトラブルを予防 → 子宮外妊娠や子宮体がんのリスク低下

●骨粗鬆症《こつそしょう》の予防

●良性乳房疾患や大腸がんのリスク低下

副作用を怖れてピルを飲みたくないという人には、この数多くのメリットも知ってほしい。**副作用の本質も知らず、うれしいメリットも知らず、ただイメージだけでピルを悪者にするのはあまりにももったいない**ことです。

「彼には隠れて飲め」

子宮や卵巣にとってメリットの多いピルには、そもそもどのような作用があるのか説明しておきましょう。

ピルはエストロゲンとプロゲステロン、２種類のホルモンの合剤です。これを飲むことによって、脳の下垂体に作用し、ホルモンの変動を一定かつ低めに抑えます。その結果、「排卵が起こらない、子宮内膜が厚くならない」ことで、さまざまなトラブルを防いでくれるのです。

第三章でもお話ししましたが、毎月の排卵と生理で子宮と卵巣は相当過酷な状況下にあります。ピルはその子宮と卵巣を休ませてあげる薬だと思ってください。

もちろん、お休み状態にするだけなので、ピルの服用をやめれば、子宮も卵巣も元に戻ります。当然妊娠も可能です。「可逆性」といいますが、ピルの服用を中止した1年後の妊娠率は、服用していなかった場合と比べて94％です。

排卵が起こらず、子宮内膜も発育しないと、どうなるのでしょうか。

生理は子宮内膜が剝がれ落ちて出血するものです。つまり、ピルを飲むと子宮内膜が厚くならないため、生理の「出血量が少なくなる」わけです。

さらに、生理痛の源は「プロスタグランジン」という痛みの物質で、剝がれる際に子宮内膜から分泌されます。ピルで子宮内膜が発育しなければ、プロスタグランジンの分泌量も少なくなり、生理痛も軽くなるのです。

服用法は、基本的に女性の生理周期に合わせて、「1日1錠・21日間飲んで、7日間休む」方法です。この7日間の休薬時に「消退出血」が起こります。非常に軽い生理、と思ってください。「ピルを飲むと生理がなくなる」と思っている人もいるようですが、そうではありません。痛みや大量出血などの不快感を抑えた、軽い生理を休薬期間に起こすのです。

これによって、生理不順は解消できます。また、この服用期間を調整することで、生理日を自分の予定に合わせてコントロールすることもできます。

ホルモンバランスの悪さ、あるいはホルモンの変動そのもののせいで、生理前に不調が現れる月経前症候群も、ニキビや肌荒れも、ピルで症状を軽減することができます。

ピルの作用には、もちろん避妊もあります。他の避妊法に比べてもその効果が高く、避妊失敗率も低いのが特長。コンドームよりも失敗率は低いのです。

ピルは排卵を抑制します。子宮内膜が厚くならないので、受精卵も着床しにくくなります。さらには、子宮頸管粘液を変化させて、精子の進入を防ぐ作用もあり、この3つの作用で確実な避妊ができるのです。ごくごく稀に妊娠することもありますが、今ある避妊法としては最も確実です。

つい最近も、ある有名女性誌が「授かり婚」をすすめていたそうです。また女性向けメディアのブーム作りかと思うと食傷気味です。未婚の女性が妊娠をきっかけに幸せな結婚をすれば確かにおめでたいことですが、実際には、相手に結婚どころか認知もしてもらえず、「好きにしたらいいよ」と突き放され、迷った挙げ句に泣く泣く人工妊娠中絶に来る女の人もいっぱいいるのです。

やはり自衛は大切です。

ホルモンに翻弄されない、さらにはコンドームをつけないような非常識な男に翻弄されないためにも、ピルはおすすめです。

ついでに言いますが、ピルを飲んでいることは相手の男性に言わなくてもいいです。「彼には隠れて飲め」

ピル使用率の国際比較

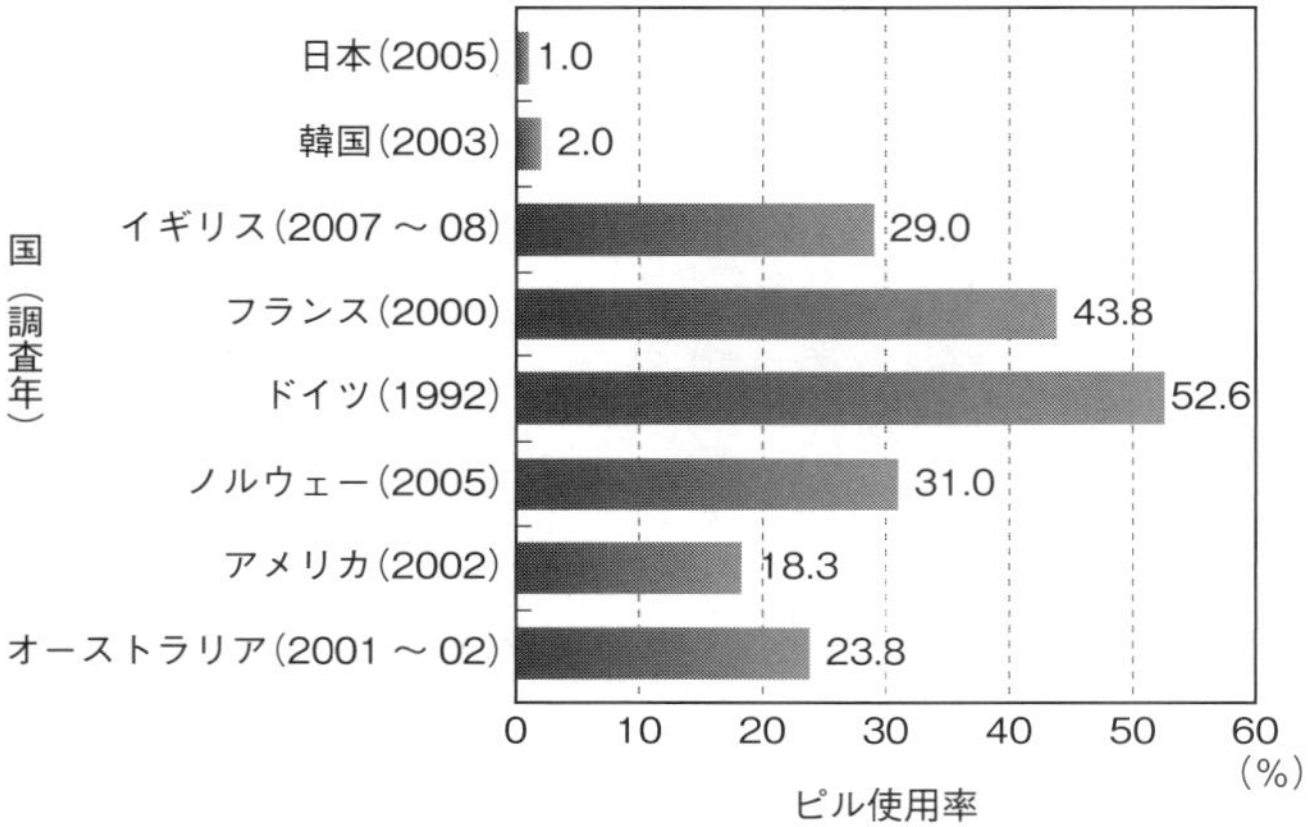

＊World Contraceptive Use 2009（国連資料）より

と私はいつも話します。**ピルを飲んでいるとわかると、コンドームをつけなくていいと誤解する男性が非常に多い**ですから。いろいろとメリットのあるピルですが、さすがに性感染症は防げません（実際は、頸管粘液が減るので、クラミジア等の感染は減少します）。性感染症予防にはやはりコンドームが必須です。ただし、ヘルペスや毛ジラミなど、コンドームでは防げないものもあることは知っておいてください。

日本での使用率が低いわけ

日本ではピルのメリットがきちんと知られていないし、副作用ばかりが取り上げられているせいか、使用率が諸外国に比べると格段に低いのが現状です。２００９年の国連の資料によれば、日本のピル使用率は1％（今はもう少し普及していて、3〜4％はあると言われています）。ドイツは52・6％、フランスは43・8％、イギリスは29・0％と、かなり差があります。

　ピルの話をすると、女性たちからよく聞かれるのが、

「毎日同じ時間に飲まないとダメなんでしょ？　無理無理〜」

という声。いやいや、日本人ほど真面目な人たちがピルを飲めないわけがない。失礼な言い方かもしれませんが、**世界ではもっとアバウトでテキトーな人たちが億単位でピルを飲んでいる**のに。そんなにきっちりと同じ時間に飲まなくちゃいけないような薬だったら、世界中でこんなに飲まれません。

　ダイエットのサプリメントは張り切って飲むのに、ピル1錠飲むことになんでこんなに躊躇《ちゅうちょ》するのか不思議でなりません。もっと言えば、目元を盛るアイメイクに毎日数十分かけられるくらいなのだから、ピル1錠を口に放り込むくらいのことが面倒くさいはずがないでしょう？

　ピルの飲み忘れもよく懸念されるところですが、1日忘れたくらいなら基本的には次の日に2錠飲めばいいのです。特に最初の1週間は注意が必要ですが、そんなにきっちり真面目に考えなくても大丈夫です。製薬会社がやっているメールサービスによるリマインダーなど

もあります。

今どきの女性たちにはスマホがもっとも身近な存在ですから、ピルのポジティブキャンペーンを仕掛ければいいのでは、と思うと、こんなアイデアも湧いてきます。それこそピルを「ＰＥＴＺ」とか「フリスク」のように、かわいいケースに入れて、スマホにくっつけられるようにするとか？

冗談めかしていますが、実は真面目な話です。というのも、私は、女性がピルを飲むことをものすごく重くとらえていることも、普及を妨げている原因のひとつだと考えるからです。頭の柔らかい発想で、女の人たちがポジティブに楽しみながら健康管理をできるようになるといいなあと思うのです。

そもそもピルを飲めない人というのは、非常に限られています。35歳以上の喫煙者、偏頭痛など服用をすすめられない病気がある人などですが、細かい条件やリスクは、医師が説明してくれますから、ピルを処方してくれる病院やクリニックで相談してみてください。

ピルの種類と費用

ピルは作っている製薬会社や配合されている薬、開発された時期などによって、多種類ありますが、選択肢がたくさんあることは意外と知られていません。簡単に解説しておきましょう。なお、ここまでピルと言ってきたものは、正しくは「低用量ピル」と言いますが、この後も簡単に「ピル」とだけ表記します。

●21錠タイプと28錠タイプ

まず、錠剤の数の違いがあります。21錠タイプと28錠タイプがあり、28錠のほうは21錠の他に休薬期間に飲む偽薬が7錠ついています。1日1錠を習慣づけて、飲み忘れを防ぐための偽薬です。ピルが初めての人は、慣れるまで28錠タイプというのもよいでしょう。偽薬なんかなくても大丈夫、という人は21錠タイプを。

●一相性と三相性

これはホルモンの配合量の違いです。一相性は錠剤すべて一定の配合量で、三相性は配合量が期間ごとに3段階で異なります。一相性はホルモンが一定量なので、子宮内膜はほとんど厚くなりません。個人差もありますが、出血量が少なくなり、生理痛も軽減する特性があります。三相性は、ホルモン量が3段階で調節されているので、総ホルモン量が少なくて済むという特徴があります。

●開発された時期の違い

これは一般の人があまり知らなくてもいいことかもしれませんが、私自身は薬が開発された時期による差は意外に大きいと思っています。薬が開発された時期が古い順に、第一世代、第二世代、第三世代、第四世代と分類されています。

これによって何が違うかというと、配合されている薬です。古いほうは「岩塩」、新しいほうは「精製塩」のようなイメージです。岩塩はさまざまなミネラルが入っていて、精製塩はナトリウムの純度が高く精製されていますよね？　男性ホルモンが多少含まれているのが第一世代、精製されてほとんど含まれていないのが第三世代、第四世代となっています。代表的な薬名を挙げます。

第一世代　　オーソ、シンフェーズ、ルナベルＬＤ
第二世代　　トリキュラー、アンジュ、ラベルフィーユ
第三世代　　マーベロン、ファボワール
第四世代　　ヤーズ

●超低用量ピル

通常の低用量ピルよりもホルモン含有量がさらに低いタイプもあります。２０１３年に発売された「ルナベルＵＬＤ（ウルトラ・ロー・ドーズ）」や、ヤーズが超低用量ピルです。

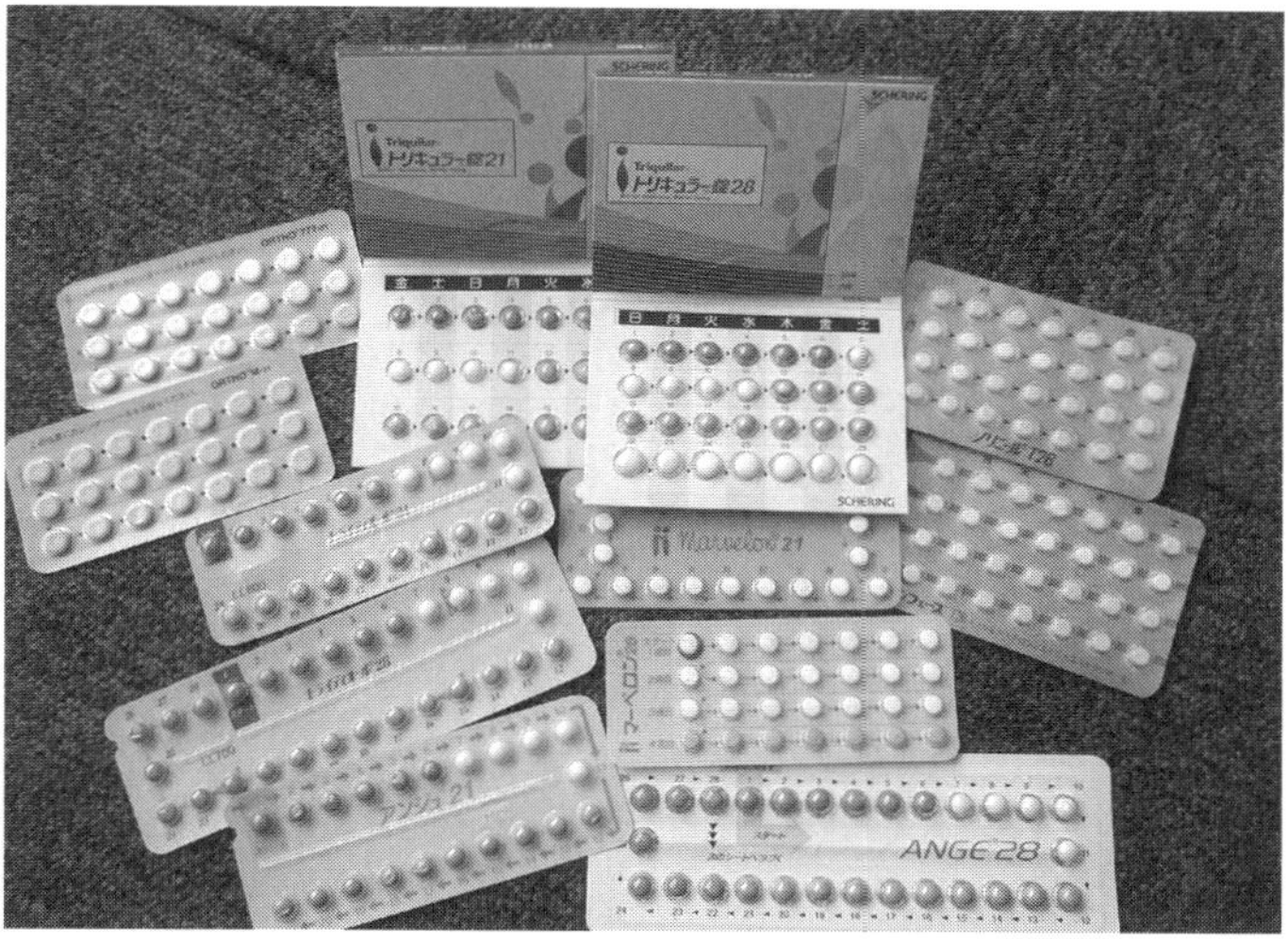

日本で発売されている低用量ピル。21錠タイプと、毎日の服用を習慣づけて飲み忘れを防ぐために休薬期間（７日間）の偽薬を加えた28錠タイプがある。ホルモン含有量を3段階にした三相性タイプには、錠剤を段階ごとに色分けしたものも。

ヤーズに関しては、残念ながら重篤な副作用が起きたケースが報告されたため処方しにくくなりましたが、患者さんとよくお話ししたうえで服用を続けるケースもあります。医師とよく相談してください。

●ジェネリックタイプ

通常、薬の有効成分には特許があり、開発した製薬会社が持っています。この特許が切れると、他の製薬会社が同じ成分を使った薬を安価に販売できるようになります。これがジェネリック医薬品です。ピルでいえば、ラベルフィーユ（トリキュラーのジェネリック）とファボワール（マーベロンのジェネリック）がこれにあたります。

一般的に、ジェネリック医薬品は同じ成分でも価格が低いため、長期で常用する場合は患者さんの懐にもやさしいと言われています。ただし、ピルの場合は実際のところ、金額にあまり差をつけていないクリニックが多いようなので、患者さんにとってはそれほどお得感はありません。薬自体の納入価格にはそれなりの差がありますので、ジェネリックにすると病院の利ザヤが大きい、というしくみになっているところもあるようです。

●保険診療と自費診療

基本的にピルは自費診療です。避妊薬としての認可のため、保険は使えません。ただし、月経困難症と診断されれば、保険で処方できるピルもあります。それがルナベルＬＤ、ルナベルＵＬＤとヤーズです。

以上、おおまかに説明しましたが、これだけいろいろなタイプがあり、選択肢も多いのです。逆に、患者さんはこの種類を聞かされても、どうしたらいいのか困ってしまうかもしれません。クリニックによって仕入れているピルの種類も異なりますし、医師によってもどのピルを処方するかは人それぞれです。

「私はコレがいい！」と思っても、そのクリニックには置いてないこともあります。また、合う・合わないは本当に個人差が大きく、服用前に「こういう人にはコレ！」と言い当てることは、実際にはできません。

ピルに関する本もたくさんありますが、このあたりの具体的な情報はあまり載っていないようです。なので、私自身が服用したときの個人的な印象と、私が処方する際の目安を、ここである程度お伝えしておこうと思います。

ただし、あくまで私個人の見解なので、産婦人科医すべてがこうするわけではないこと、また、服用しての反応も人によってまったく異なるということをご理解ください。**ある人が吐き気をもよおした薬がまったく平気という人もいるし、当然その逆もある**ということです。

実体験に基づくピルの特性&処方

私個人の服用体験から、といっても、すべてのピルを試したわけではありませんが、いくつかの特徴を書き記しておきます。
●オーソ（オーソM21、以下同じ）は一相性のせいか、子宮内膜がほとんど発育しない印象があります。飲んでいるうちに一滴も出血しなくなるほど、子宮内膜が薄くなったようです。私は生理用ナプキンがいらなくなるくらい、出血量が減りました。消退出血の間も、おりものシートにちょこっとつく程度の出血で済みました。吐き気も感じませんでした。なお、製薬会社が違うので名前は違いますが、オーソはルナベルLDと同じものです。

ちなみに、同じ第一世代ですが、シンフェーズは、そこまで出血量は減りませんでした。

●マーベロンとトリキュラーは、私の場合吐き気がひどかったです。逆に、オーソで吐き、マーベロンは平気という人もたくさんいますが、私には合いませんでした。

マーベロンは第三世代、トリキュラーは第二世代ですから、私の体には古いタイプの第一世代の黄体ホルモン製剤が合うのだと感じています。

私自身は、20代の頃からピルを7年間飲んでいました。産婦人科の研修医生活は激務で、夜間勤務も頻繁です。専門医の資格をとって、研修医を修了したのが30歳でした。いつかは子供が欲しいと思っていましたが、そういう環境にありませんでした。当分は妊娠・出産は無理だろうと思い、ピルで無駄な排卵を抑えていました。**ピルの服用をやめたのは34歳のときです。やめてすぐに妊娠しましたから、自分の身をもって「ピルの可逆性」を証明できた**わけです。

以上が私の個人的なピルの体験談です。では、実際にどのような処方の流れをとっているのか、これも私個人の例を紹介しましょう。

超敏感肌でたった1社の化粧品しか使えない私ですから、「自分に合う・合わない」の感覚についてはわりと細かく、うるさいほうです。だからこそ、患者さんの不安感は痛いほど理解しているつもりですし、患者さんが今抱えているトラブル、症状、希望などを総合的に判断して、ピルを処方するよう心がけています。

まず確かめるのは患者さんの主訴、主に訴えている症状です。生理痛でとにかくお腹が痛い、という人には子宮内膜の発育を抑えるオーソをすすめます。あるいは月経困難症と診断できるレベルであれば、ルナベルを保険適用で処方することもあります。

ルナベルは超低用量バージョンのルナベルＵＬＤも出たので、長期間服用するなら含有量の少ないほうがいいかもしれません。

肌荒れやニキビで悩んでいる人であれば、マーベロンを試します。マーベロンの特徴は、第三世代で男性ホルモン含有量も少なく、マイナートラブルが起こりにくいと言えます。フェイスラインのニキビが特にひどい人には向いていると考えています。

とりあえず主訴がなく、避妊目的の人の場合は、マーベロンから試します。理由はやはり第三世代だから。あるいは、最近出たルナベルＵＬＤでもよいかなと。含有量が少ないものから始めるということです。

初めに行ったのがトリキュラーしか置いてなかったクリニックで、「トリキュラーが合わなかった」といって来た人には、ルナベルかマーベロンを処方します。

基本的には、21錠か28錠かは好みの問題なので、患者さんの希望次第です。一相性か三相性かは、生理の予定をずらすときにラクなほうがよければ一相性を、という選択肢もあります。

あとはひたすら「エンカレッジ！」です。

「あなたに合うピルが必ずあるはず！」とモチベーションを保ち続けます。

女にやさしくない日本

ピルは諸外国では使用率が高く、億単位の女性が服用している安全な薬です。日本では副作用ばかりが注目されがちで、どうも日の目を見ない。認可されるまでにもとても長い時間がかかりました。これでは国が女性の健康をないがしろにしているとしか思えません。

日本は女性の負担を軽視しすぎです。ウイルスの感染を防ぐワクチンの予防接種でも、その悪しき姿勢が表れているような気がします。

たとえば、子宮頸がんワクチン。これはＨＰＶ（ヒトパピローマウイルス）に感染して子宮頸がんになるのを防ぐワクチンです。ただし、女性だけが感染するものではありません。

HPVは男性も感染しますし、ウイルスを保有します。男性の場合は、HPVによる尖圭《せんけい》コンジローマ、陰茎がんや肛門がん、中咽頭がんや口腔がんなどのリスクがあります。

この中では子宮頸がんの発症頻度が最も高いので、その予防を最優先させるためには、女性が接種する必要性が高いことはわかります。

というのも、**子宮頸がんは女性特有のがんの中でもいちばん多いがん**なのです。全体の数字で言えば、最も多いのは乳がんなのですが、乳がんは女性特有ではなく男性にも起こるので、女性特有という点では子宮頸がんがワースト1。しかも、若い世代（20〜30代）の発症率が最も多いのです。

でも、HPVが男女ともに感染するのであれば、男女ともにワクチン接種をしてもいいのではないでしょうか。オーストラリアでは男女ともにワクチン接種をする方向になっているそうです。

これは、風疹ワクチンにも同じことが言えます。2012年から流行が続く風疹は、妊婦さんを大変な不安に陥れました。妊娠中に感染すると、赤ちゃんに「先天性風疹症候群」という障害が起こるからです。

風疹ワクチンはこの先天性風疹症候群を予防するために、1977年から接種が始まりました。といっても女子中学生のみを対象とし、男子中学生にも接種するようになったのは1

995年から。つまり、ワクチン未接種で抗体を持っていない、空白の世代がたくさんいるということです。今30代後半以上の男性には、風疹の抗体を持っていない人が多いと言われています。一昨年の流行時、風疹にかかったのはほとんどが成人男性でした。

風疹は子供の病気と思われがちですが、抗体を持たない成人が重症化することもあります。そこから周囲の妊婦さんが感染する可能性もあるのです。集団の9割が抗体を持たないと流行は防げないといいます。

病気になるのが女性だから、子供を産むのは女性だから、女性だけにワクチンを、という考え方は明らかに不合理です。

全員に接種すると予算が莫大になるからというのが本音なのでしょう。でも、女性や妊婦に不安を抱えさせ、男性は良くも悪くも蚊帳《かや》の外、という医療体制には疑問を感じます。

また、国の弱腰な態勢にも呆れます。こうしたワクチンなどの予防医学、国家として公衆衛生的な戦略を、いったいどう考えているのでしょうか。

たとえば、HPVワクチンは予防接種として推奨する方向で一気に話が進んでいきました。2010年から助成が始まり、2013年4月から定期接種になったのです。あまりにスピーディな展開だったので、正直驚きました。子宮頸がんワクチンはもちろん大切で必須と思います。が、もっと早くに定期接種にするべきだったワクチンは他にもあったのではないか。ヒブワクチンやB型肝炎ワクチンなど、感染したらすぐ命にかかわる病気への対策も早急に行うべきだったのではないかと思っていたからです。

ところが、このＨＰＶワクチンは、接種による重篤な副作用事例が報告されたため、定期接種の話が今度は一気にトーンダウンしてしまいました。厚生労働省は各自治体に対して「定期接種は中止しないものの、推奨は控える。対象者（小学6年〜高校1年の女子）には個別の案内を出さないように勧告」という、理解に苦しむ通達を出したのです。え？　定期接種なのに、推奨しない!?　つまりは、受けるも受けないも、接種対象の女子、もしくはその親に判断を押し付けた、ということです。

結局、国というのは、副作用が起きた薬害などの「有害事象」があったときに、責任をとりたくないのでしょう。親あるいは自分の判断で打て、と。何かあっても国は知りませんよ、と。要は逃げ腰・へっぴり腰をアピールしただけ。そんな国、他にないですよ。

諸外国ではＨＰＶワクチンは早々に認可されて、定期接種が行われています。少数例の副作用のリスクを理由に、計り知れないメリット、もっと言えば多くの命を軽視して接種をやめた国など聞いたことがありません。

つくづく日本という国は「女にやさしくない」なあと思ってしまいます。

第五章　産むことが「女の証」ではありません

「女の証」って何？

アラフォーの女性と話をしていて、よく聞くのが、

「女であることを証明したい」

というものです。どういうことかというと、

「決まったパートナーはまだいない。結婚への焦りもあるし、妊娠できなくなると思うと不安でしょうがない」

と。確かに妊娠できる年齢には限りがあります。ところが、

「でも実を言うと子供は欲しくない。子育てもしたくないし、そんなに興味もない」

とも言うのです。へ？　ならば産まない選択でいいのでは？

「でも出産するというのは女としての証だから。女に生まれたからには出産というものをやってみたい。私は女としての証明をしたいんです」

と、どうやらこれが「悩み」らしい。この人にとって、出産は「女の証」、女性としての機能の象徴のようです。

同じように考えている女性に、よく遭遇します。そういう考えもあるのだなあと思うようにはしているのですが、個人的には、はなはだ「？」です。

だって、子供を産まなければ女ではないのでしょうか？　何らかの理由で産まない、あるいは産めない女は女として認められないのでしょうか。彼女たちの考え方からすれば、そういうことになりますよね？

では、女である証とはいったい何なのでしょうか。毎月の生理で血を流すこと、膣があって男性器を受け入れることなど、妊娠や出産以外にもいくつもあるはず？　いえ、そうではないでしょう。生理がなくなっても女は女だし、男性器を受け入れなくても女です。生殖しなくても、セックスしなくても、女という生き物であることには変わりはないはずです。

それに、出産は単なる「通過点」だと私は考えています。**それは妊娠の終わりで、育児の始まりであるということ。出産だけが特別なイベントではありません。**帝王切開を含めて、1000人以上の出産に立ち会ってきましたが、あの行為をしたから真の女性だなどと思ったことはありません。

出産にはタイムリミットがあるため、その期限が近づいてくると、「女としてやり残していることがある！」というふうに考えてしまうのでしょうか。

数十年前までは、女は産んで当たり前、という風潮があったのも確かですが、それを「女の証」とは言っていなかったような気がします。

出産がこんなにイベント化されたのは、少子化も関係しているのかもしれません。女が産まなくなってから、出産はにわかにイベント化され、一大プロジェクトになったような印象です。

このあたりも、女性向けメディアの影響は大きいのでしょう。妊娠・出産特集を組む女性誌や専門誌は、母親になることを必修科目のように押し付けてきます。あれだけ煽《あお》ったら、「産んでないと不完全なのかな？」と思わされてしまうでしょう。かつてひとりの女性が5人、6人と産み育てている時代には、「出産は人生最大のプロジェクト！」なんて言ってられませんでしたからね。産まなくなったからこそ、イベント化が成立するわけです。

妊娠・出産に限らず、結婚も同じ。「女にとって最高の幸せは結婚です」とか「結婚しなければ女として真の喜びは味わえない」なんて思いっきり煽られて、結婚しないと「負け」のように追い詰められている女性が量産されています。

最近は、さすがにやりすぎたのか、婚活で疲弊する人が増えてきたそうです。「婚活うつ」「婚活疲労症候群」なる言葉もできました。

何かの行為や経験をしなければ女として認められないなんて、おかしな話です。また、その行為がゴールという考え方も、危うい発想だと思います。結婚も出産もゴールでありスタートなのです。というよりも、その先を見据えて、いろいろと考えることがたくさん出てくるのだから、単なる通過点と思ったほうが楽です。

芸能人の高齢出産は異例中の異例

高齢出産とは、現在35歳以上の出産を指します。ただ、生殖医療が目覚ましく発展したこともあり、35歳以上で出産する人は増えています。私も35歳で出産をしましたが、40歳以上で出産する人もいますので、もはや自分は高齢出産の域じゃないのかなと錯覚してしまうほどです。

さらには、テレビや雑誌で報道されたり話題になる芸能人の出産年齢がとにかく高い。20代で出産する女優さんやタレントさんもたくさんいますが、40歳以上で初産となると話題性も大きくなるようです。そんな情報を目にしているものだから、

「なんだ、まだまだできるじゃん」

と思う人がものすごく多いのです。産婦人科医としては、

「**妊娠可能な年齢には限りがあるんですよ**」

と何万回も口にしているのですが、必ず、

「タレントの○○さんは45歳で産んだよね？」

と言われてしまう。そんな超レアケースをスタンダードに語られても困ります。こうした

高齢出産はとても運がいいだけで、ギネスブックみたいな話だと思ってほしいのです。

困ったことに最近は、不妊治療をしている女性が周囲によく言われるそうです。

「45歳で不妊治療をやめた途端にできた友達がいるよ〜」

「私の友達は43歳で自然妊娠したよ〜」

と、超ラッキーなレアケースをあげて、「励まされる」のだそうです。周囲の人は、大変な思いをしている人に対して、気遣いや思いやりのつもりなのかもしれません。

でも、そんなケースはそうそうない。おそらく、ものすごく稀にそういう人がいて、その知り合い100人くらいがその類の言葉を伝言ゲームのように発しているのでしょう。「友達の知り合いが〜」「知り合いの知り合いが〜」と、ねずみ講のような勢いで拡散しているさまが想像されます。

45歳で自然妊娠する人もいれば、53歳で卵子提供によって産む人もいる。世の中にはそういう人もいます。でも、繰り返しますが、それは超のつくレアケース。つまり、非常に個人差が大きいというだけの話。その陰にいる、妊娠したくてもできない人のほうが圧倒的に多いのです。

そんなギネスブック的な話を一般論としてとらえてしまっている人は、実は患者さんにも少なくありません。名づけて「過度の一般化」。

先日も36歳の女性がピルの処方を求めて来院され、こんなやりとりがありました。

「ちなみにお子さんとか考えていないんですか？」

「今はまだ家を買ったばかりで、ローンが大変だから、40くらいまではちょっと考えられないですね」

「はぁ、そうなんですか……」

「40でできたら産むし、できなかったらもういいです。でも最悪の場合は不妊治療しようかって主人と話はしてるんです」

……いやいや、ちょっと待って……、

「40歳でも不妊治療したら絶対授かるという話ではなくて、不妊治療しても40歳では妊娠しづらい、という話なんですよ。37〜38歳くらいで確率はガクッと下がりますから」

と話したところ、

「え？　そうなんですか？　んー、ま、できなかったらそれでもいいかなあ」

とのことでした。いや、そういう考えでももちろんいいのですが、妊娠は、トライしはじめると簡単にはあきらめられないものでもあるのです。

こういう女性はめずらしくありません。30代後半だけどしばらくは考えられない、もし欲しくなってできなかったら不妊治療をすれば大丈夫だと思っている……。こういう人たちの中には、今までそんなに欲しくなかったけれど、リミットがある、できない、となると急に欲しくなる、という人も多いのです。

妊娠・出産は本当に思い通りにならないものだということが、もっと知られなくてはいけないと思います。

「何歳まで妊娠できると思う？」

日本性科学会で発表された、ある調査があります。岡山県内の医療系大学生（４２９人）を対象にした、「女性の年齢と生殖医療に関する」意識調査です（岡山大学大学院保健学研究科・中塚幹也先生のグループ）。彼らは一般の人よりも医学的な知識があると思っていたのですが、どうもそうではなかったようです。

●「女性が自然に妊娠できる年齢は？」↓「45歳以上」と答えた人が約3割！（もちろんそういう例もありますが、それはまさにレアケースです）

●「1回の体外受精で妊娠できる確率は？」↓半数以上が「40歳で20〜80％以上」と回答！（体外受精の妊娠率は、30歳そこそこでも3割くらい。40歳以上になったら1割を切るんだよ！ みんな体外受精を魔法のように思ってない？ 医療系大学生でも結構誤解してるんですね……）

さらには、「もし子供ができなかった場合は不妊治療を積極的に受けたい」と答えたのは女子学生よりも男子学生のほうが多かったそうです。「え？　不妊治療？　いいじゃん、別に。俺協力するよ〜」くらいに思っているのでしょうね。

この結果に対して、男性不妊を専門にされている獨協医科大学越谷病院泌尿器科の小堀善友先生が「おいおいッ！」とつっこみを入れていました。なんでも小堀先生のところに来る男性不妊の患者さん（精子に問題がある、射精に問題がある、勃起に問題がある、など原因はいろいろ）は、かなりイヤイヤ受診しに来るそうです。「男のアイデンティティ」にかかわるということなのでしょう。若い男子学生たちも、「不妊は女に原因があるんだろ。ま、もし奥さんがそうだったら、俺サポートはするし」と勝手に思っている。よもや自分に原因があって治療しなければいけない局面があろうとは、思ってもみないのだろうと、先生は指摘されていました。

女性の生殖年齢についての知識もなければ、**不妊の原因の半数が男性側にあるという事実も知らない**学生たち。まあ、大人でもそうですから、学生なんてわからないのもしかたないのかもしれません。しかも20歳そこそこの男なんて、ムスコが元気でしかたない。まさか

「コイツが言うことを聞かなくなる」とか「出したのに、おたまじゃくしが入ってない」とは考えてもみないでしょう。

男性よりも知識や情報を得ていると思われる女性だって、うかうかと無知な男性を笑ってはいられません。

「結婚したら子供ができると思っていました」（39歳）という女の人もいますから。紙切れ1枚にハンコ押しただけで子供ができるわけありませんよね。でも笑い話ではありません。メルヘンチックな女性は、みなさんが思う以上に多いのです。「好きでもない人との子供は妊娠しないと思ってました」（28歳）とか。きっときちんとした性教育と生殖教育を受けていないのだと思います。小さい頃に母親から、「お父さんとお母さんが仲良くしたから、あなたが生まれたのよ」と言われて、それを真に受けたまま育ってしまった。愛のあるセックス＝妊娠、だと。

私も、正しい性教育を、機会あるごとに、またメディアを通してすることに努めてきましたが、これが現状に追いつく日が来るのか不安です。

人間は自分に都合の悪いことは知ろうとしない生き物です。私だって「年金が破綻する」とさんざん言われているのに、貯金もしない生き物ですから……。「その頃になればなんとかなるんじゃないの？」と思いたいのでしょうね（思いたいんです）。

良質な性教育の画一化や徹底は難しいところです。思春期の頃なんて、普段顔を合わせている担任の教師からいきなり「男と女」の話をされても、誰も聞かないし照れるでしょう。こと性教育に関しては、自治体によってもムラがあり、温度差もあります。助産師や医師、保健師などの外部講師を呼んで講義をする学校もあれば、何にもしない学校もある。

私自身は、教師自身に深い知識や教える能力がなくても構わないので、外部講師を呼ぶなどなんらかの形で生徒に正しい性知識を身につけさせ、卒業させてあげるべきだと思います。

東京都では性教育がやりにくいという現場の声があります。「東京都青少年健全育成条例」は、青少年の安易な性行動を、いたずらに助長するおそれがある情報を提供することのないように努めなければならないことを定めていますが、このことが逆に、本来必要な性教育に対しておよび腰を招いているとしたら、本末転倒です。また、現政権が性教育に対して非常に消極的だということもあります。結局は、性教育の必要性を真剣に考える学校や教師の、信念と熱意に期待するしかないのでしょうか。

「卵子老化」に怯える女たち

２０１２年に放映されたＮＨＫスペシャル「産みたいのに産めない〜卵子老化の衝撃〜」

というテレビ番組が大きな話題を呼びました。卵子が老化するのは事実ですし、そのことを知らしめた番組の意義は大きかったと思います。ただ、「卵子老化」というキャッチーな言葉が、またひとり歩きすることには、危惧を感じずにはいられません。

私は現在、内閣府の「少子化危機突破タスクフォース」会議に参画していますが、そこでもやはり、このことが話題になりました。

たとえば、私は35歳で出産しましたが、私の子供は「老化した卵子でできた子供」というイメージになってしまう可能性があるのではないか、ということです。健康に生まれた後も、どこかケチがつく感じがします。

もちろん、卵子は老化しますし、妊娠しにくくなるし、流産率も高まります。染色体異常児の割合もちょっと増えます。でも、その卵子から何の問題もなく生まれた子供はふつうの健康児です。「老化」という言葉のイメージから、今後こうした履き違えが起きる可能性も考えておかなくてはいけません。

卵子凍結を担っている「リプロセルフバンク」の香川則子さんも、卵子老化については懸念されていました。

「卵子老化という単語がキャッチーに語られるようになってから、女性たちが不必要なまでに焦り出した」

と。もちろん、のんびりしていていいわけではありませんが、過度に煽られているような印象なのです。まるで「女性としての価値を減らされた」かのような。それこそ、妊孕性《にんよう》を値踏みされて、お見合いを断られたなどという話まで出てきていますから、深刻です。

ただでさえ、雇用不安に経済不安で女の人たちがびくびくしているのに、「老化」という言葉を突き付けられ、しかもそこで「女の価値」を問われるなんて。

もちろん、若さだけが価値じゃないとわかっている女性も大勢いますし、焦って「しょうもない男」の子供を産んでも幸せになるとは思っていないでしょう。妊娠しようがしまいが、子供がいようがいまいが、魅力的な女性はいっぱいいます。ただ、「老化」と言われると、必要以上にディスられた（貶《おとし》められた）気になりませんか？

アラフォーにもなれば、「自分の卵子は自分と同い年である」あるいは「卵子は年齢とともに減っていく」くらいは聞いたことがあるかもしれません。でも「卵子老化」が、女の「賞味期限」みたいに言われたらたまったものではありません。

これも女性誌でよく目にするのですが、

「キャリアを追い求めて、気づけば40歳。産み時を逃してしまって……」

「いつでも産めると思っていたら40歳になっていた……」

というような典型的とされる人って、本当にそんなにたくさんいるのでしょうか？　そう

ではなくて、
「いいと思う男性と縁がないうちに、キャリアだけが進んでいった」
「パートナーに子作りする気がなくて、結果的に仕事に邁進せざるをえなかった」
という女性のほうが断然多いと思うのです。子供を産まない女性が増えて、少子化になった原因を女の人だけになすりつけて、挙げ句の果てに「卵子老化」と焦らせても何も解決しません。

そもそも子作りも子育ても女性だけの仕事ではありません。男女間に意識格差があることだって問題なのに、そこはスルー。これは何かの嫌がらせなのでしょうか。

でも卵子老化を煽るジャーナリストや有識者たちは、リスクを煽るだけ煽って、終わり。そこまで言うのであれば、**なぜ女の人が産めない社会になったのか、どうすれば安心して産み育てられるようになるのか、**というところまで言及してほしい。

それが無理なら「老化」などと不必要に人を傷つける言葉を使わずに、「妊娠年齢には限りがある」「年齢とともに流産率が高くなる」といった医学的な事実を率直に説明すればいいだけの話です。

ピンクリボンとアンジー

話題性や流行、人気を最優先させて、センセーショナルに取り上げるのは、女性誌をはじめ商業メディアでは当然のことです。ある女性誌の編集者は、「読者は希望を持たせてくれるような記事を求める。**妊娠年齢に限りがあるという記事よりも、ハリウッドスターが50歳で産んだという記事のほうが人気がある**のは事実」と言っていました。

このことは、一概には批判できない部分もあります。真面目にコツコツと正しい啓発活動を行っていても、一般の人になかなか浸透しない。たとえば、ピルやがん検診など、女性の健康に役立つ情報もなかなか広まりません。ところが、ハリウッドセレブや芸能人が登場したり、あるいは流行語のようにキャッチーな言葉が広まることで、今までそういう医療情報を見たことも聞いたことも考えたこともなかったような人たちに注意喚起できる面もあるからです。

ある新聞の医療情報部の人が言っていました。乳がん検診の必要性を訴えたり、ピンクリボン運動で意識を高めてもらおうと、今までさんざんいろいろな啓発記事を掲載してきたけれども、「アンジェリーナ・ジョリーが予防切除!?」「遺伝性乳がんって?」の話題が出た途端、みんながこぞって興味を持ったという現実……。そこは常に悩ましいところでもあります。

数字のマジックやデータのまやかしにも注意したいところです。たとえば、国や公的機関が数千人からとった大規模調査であっても、設問が誘導的だったり、極端な回答しか選択肢になかったりすれば、データは当然偏ったり、信憑性が低くなります。

そして、こういうお役所がつくるデータはたいてい心に訴えかけないグラフだったりします。すると、メディアは自分たちが好きなところだけを取り出して、都合のいいように解釈して、記事にしたりもします。完全に印象操作となっているのです。

「卵子凍結」は心の安定剤

卵子老化で脅かされる一方で、女性にとっては、卵子凍結保存という新しいニュースもあります。自分の卵子を凍結して保存することが可能になったのです。正確に言えば、今までも凍結できていたのですが、解凍した後は受精能力を失ってしまっていたので、妊娠できなかった。それが解凍後も顕微授精して妊娠できるようになったのです。

今はまだパートナーがいない人、諸事情で妊娠を先送りせざるをえない人にとっては、朗報だと思います。イギリスの雑誌には「大学卒業のお祝いに卵子凍結」という記事も載っていました。若い頃の卵子をベストな状態で保存しておけば妊娠率も高いのですから、女性にとっては喜ばしい、画期的な技術だと思います。

この技術は、もともとがん患者のために開発されていたものでした。治療によって卵巣の機能が失われる恐れのある人が、治療前に卵子を採って、保存しておくための技術です。現在は限られた施設でしか凍結できないというのがネックではありますが、妊娠可能年齢に限りがあるとわかっている今、非常に有用な技術だと思っています。

「いつか欲しいけれど、今は無理」と思っている女性は、卵子老化の脅しから解放されるのではないでしょうか。だから、卵子凍結は一種の「心の安定剤」だと思います。**妊娠を焦って相手選びで妥協することもありませんし、子作りに非協力的なパートナーと無駄に時間を費やして、気づいたら妊娠できなくなっていた、という悲劇も防げる**可能性があるからです。

ただし、妊娠を先送りすることを推奨するものではありませんし、凍結保存した卵子で必ず妊娠・出産できることを保証するものでもありません。排卵誘発をしても卵子が採れない場合もあり、採卵時の年齢や妊娠率には個人差があります。排卵誘発や採卵時には「卵巣過剰刺激症候群」などのリスクもあります。日本生殖医学会では「40歳以上は推奨しない、45歳以上は子宮に戻すことを勧めない」とガイドライン案に盛り込んでいます。

5年前にこの技術が確立していれば、私も凍結したかったです……。心の余裕が違ったと思います。私が勧めるクリニックでは行っていませんが、卵子凍結してみたいという女性が相談に来ることもあります。35歳くらいまでなら、「今でしょ！」とすすめたいところですが、卵子凍結もそれなりにお金がかかります。「全部で１００万円くらいかかりますよ」と伝えると、みなさん躊躇《ちゅうちょ》されます。むしろ今、頑張って婚活したら普通に結婚して妊娠できるかもしれないと思うのでしょう。これを高いととらえるか、未来への投資と思えるか。40歳を超えてから不妊治療をすれば、１００万円以上かかることもありますから、それに比べたら、若い卵子を採っておくほうが、私はいいと思うのですが。

逆に40歳を過ぎていて、「今はまだいいパートナーがいないけれど、将来子供は欲しい」という人には、「卵子凍結はかなり難しい」と説明します。もちろん行っている施設などの情報は提供しますが、正直なところは厳しいと思います。

ものすごい理想を言えば、親が、「あんた、もう30歳なんだから、そろそろ卵子凍結しておきなさいよ」とお金を出してくれるとか……。私も自分の娘に「卵子を採っておく方法もあるよ」と小さい頃からずっと言っておこうと思います。もちろん、いいパートナーに出会うことも必須ですが。

以前、私の知り合いのライターが卵子凍結の取材をしていて、街の男性の声を聞いてみたそうです。

「もし自分の彼女が卵子凍結をしていたら？」の問いに、「卵子凍結する女なんて、ひくわ～」という回答が多かったと、彼女は怒っていました。

でも、ある程度年齢がいってから出会ったカップルの場合、「え？　卵子あるの？　よかった！」とラッキーだととらえる男性もいるでしょう。

現時点での反応はいろいろでしょうが、女性と同じくらい真剣に考えたことがある男性はあまりいないと思います。

ゆとり教育男の「妻だけＥＤ」

不妊治療や高齢出産、卵子提供に卵子凍結、今いろいろと話題になっている「生殖医療論争」ですが、何にせよ、やはりそこには男性不在を感じます。

でも、卵子が老化すると言うのなら、ペニスも精子も老化します。女性のように、年齢とともに減っていくわけではありませんが、精子も緩やかですが確実に老化します。ところが、老化老化と脅されているのは女性だけ。男はいくつになっても妊娠させることができる、と勘違いしているようです。

しかし、不妊の原因の半数は男性不妊です。この事実があまり知られていないようですが、本来なら不妊の情報にきちんと含まれるべきことです。

男性不妊は、精巣静脈瘤があって精子が少なくなっていたり、勃起できないＥＤや間違ったマスターベーションを行ってきたせいで膣内で射精できない射精障害など、いろいろな原因があります。でも「男性はデリケートな生き物だから擁護しなければいけない」という風潮があるようです。要は、生殖医療に関しては、男だけ「ゆとり教育」なんですよね。

「妻だけＥＤ」なんて言葉もあります。妻以外の女性となら勃起する、という自分勝手な話です。自分が悪いと思いたくないために、「美人でスリムで巨乳な女だったら勃つけど、お前じゃ無理！」みたいなことを平気で言う男性もいるそうです。そんな男とセックスして子供を欲しいと思えるのだろうかと思いますが。

このように、パートナーがなかなか協力してくれず、人工授精するまでに数年かかってしまったとか、協力どころか子作りについて理解もしていないし、考えを先延ばしにされているという女性は多い。そんな相手に我慢し続けている女性が、思いあぐねて医師のところに相談に来るのですが、正直難しいです、医療サイドが男性を引っ張り出してエンカレッジするのは。

もちろん男性にもいろいろな苦労はあるのでしょう。雇用が不安定で、給料も右肩上がりではない時代ですから。子供を産んで、奥さんの収入も減って、「俺ひとりが頑張らないとダメだ」というのは、相当なプレッシャーだとは思います。嫁も働いてダブルインカム、子供はいない、「できればこの気楽な日々を続けた〜い」と考えても不思議ではありません。でもそんなことを言っている間に、**気づいたらお互いアラフォーで、卵子も精子も元気がな**

い。**結局不妊治療して多額の出費……ということにもなる**のです。男はぼんやりしていたら、女に捨てられる時代になったほうがいいのかもしれません。

出産という行為自体は女性がするものですが、妊娠や育児には男性が必要です。生殖医療を議論するのであれば、男女ともに参加して、情報を共有すべきです。特に男性は、現状を把握し、自分の置かれている状況を自覚することが大切だと思います。

「排卵日が妊娠しやすい」はウソ

子供が欲しいと思っている女性は「基礎体温をつけましょう」ということになっていますね。排卵しているかどうかを知るためには、いちばん重要な情報だし、費用も少ない。婦人体温計を買うだけ。後は毎朝測ればいいのです。

ただし、基礎体温をつけても「１００％確実に排卵日がわかる」というわけではないのです。排卵しているかどうかはある程度わかりますが、わかるのは「だいたいこのあたり」という程度。それも排卵が終わってから「だいたいこのあたりで排卵したんだ」とわかる。事後なんです。「この日の、このタイミング！」がきっちりわかるものではありません。あくまで目安なので、毎月だいたいこのあたり、というときに、セックスの頻度を高くすればいい、という話です。

また、基礎体温表は教科書通りのきれいなグラフになるとは限りません。低温期と高温期の境目はこのへんかな、とあくまでアバウトなことがわかるだけ。月によっても変動します。個人差もあるので、基礎体温表を信用しすぎないほうがいいでしょう。

また、最近では薬局で「排卵チェッカー」も売っています。だいたい2000円前後のようです。毎日、基礎体温を測るのが面倒くさいという人や、「子供は欲しいけど、毎日セックスするのはムリ」という人が購入しているようです。とにかく「排卵日だけ知りたい！」という人には便利なものに映っているのかもしれません。

この排卵チェッカーは何を検出しているかというと、尿の中のLH（黄体化ホルモン）というホルモンです（p.40グラフ参照）。排卵日が近くなると、尿中にもこのホルモンが増えるという性質を利用しています。色が濃くなると排卵日が近い、というしくみのようですが、尿自体の濃さも刻々と変動します。朝一番の尿は濃いのが当たり前です。水を大量に飲んだら薄くなりますし、チェッカーが濃く出た日が必ずしも排卵日とは言い切れません。実際の診察でも、よくずれているのを経験しています。

そもそも排卵日はそんなに妊娠しやすくないのです。実は排卵日前日と前々日のほうが約4倍も妊娠しやすい。卵子は排卵した瞬間から衰えはじめます。つまり、排卵したときに精子が待ち構えている状態のほうが妊娠しやすいのです。基礎体温や排卵チェッカーで効率よく、と考えたくなるのは当然ですが、ジャストタイミングを見極めるためというより、排卵しているかどうかを確認するためのものだと思ってください。そして毎月のリズムから排卵日を大体予測して、**その日が近づいたら何日か連続でセックスするほうがいい**（精子も毎日出したほうが良い精子が作られます。溜めたほうがいいというのは間違いです）。でないと、

「きっちり排卵日にしたのにできないなんて、どういうこと……？」

と落ち込んだり、自分自身やパートナーを責める理由になってしまうからです。

それに、病院に行けば排卵日がわかる、とも言いきれません。多いのが、「あたし、今日排卵してますか？　妊娠できるかどうか診てください」という女の人。なぜかみなさん、病院に行って血液検査すれば、「ハイ、排卵してます」とわかると思っている人が多い。しかも、最も重要な情報である基礎体温もつけていないのに。

「そんなんわかるわけないやん！」というのが本音です。たった1回の血液検査では、その日のその時間のホルモン値がわかるだけで、その前後はわかりません。あくまでその人のホルモン値が正常な範囲内かどうか、大きなホルモン異常（投薬治療が必要なレベルのもの）がないか、しかわからないのです。

ですから、排卵日を狙って子作りを計画するタイミング療法は、あまりおすすめできる方法ではありません。また、アラフォー女性で、とにかく子供が欲しいと思っている人は、タ

イミング療法を試し続けている余裕はあまりないと思ってください。

「ダンナがその気になってくれない」

私のところに来る患者さんに多いのは、「ダンナが子作りに協力してくれない」という女性たちです。「ダンナが忙しい」「ダンナがＥＤ」「ダンナが真剣に考えてくれない」「ダンナにセックスを拒否される」「ダンナがその気になってくれない」……男性へのヒアリングによれば、**女性が焦れば焦るほど、男性は逃げ腰・及び腰になっていく**ようです。

男性性機能において、最近では「タイミング療法ＥＤ」なるものもあるそうです。「あなた、今日はチャンスデーだからお願いね♪」と言われると、勃たなくなるという……。奥さんからすれば、どつきたくもなるでしょう。でも、勃起は副交感神経でおこりますから、リラックスが重要。プレッシャーは敵なのです。そんなわけで日本全国「ペニスゆとり教育」実施中になってしまっているのです。

さらには不妊治療の第一歩も、夫が非協力的で先に進めないという女性も多いのです。

先日、43歳で妊娠した患者さんから、「先生の本、いっぱい読みました」とうれしい言葉をいただきました。が、妊娠・出産の本かなと思いきや、セックスの本だったのです。メディアに出るようになったのは「セックス女医」（？）という立ち位置がスタートでしたし、

それはそれでありがたいのですが、妊娠や出産の本もたくさん出してるんやけど、そっちなんだ……と思いつつ、

「今回はどうやって妊娠されたんですか？」

と訊いてみたところ、人工授精で、排卵誘発は特にしていなかったとのこと。

「もしかしたら普通にセックスしていても妊娠したんじゃないですか？」

と言ったら、その女性は、

「うち、ダンナがＥＤで……5年かかりました、人工授精するまでに」

とのこと。詳しく話を聞いてみると、結婚した時すでに37歳だったのに、ダンナさんがセックスに消極的でタイミング療法にも取り組んでくれなかったそうなのです。彼女は早く子供が欲しかったのに。

「先生の本を読んで、セックスについても、すっごく研究しました。いろいろ頑張ったんですけどね」

ああ、私の名刺がわりの本『女医が教える本当に気持ちのいいセックス』（ブックマン社）を読んでくださったのですね。ごめんなさい、お役に立てなくて……。でも、頑張ったんだなあ、この女性は。ダンナさんがＥＤの治療も人工授精もしてくれなくて、5年もの歳月が流れて、ようやく重い腰を上げて……よかった、本当によかった、妊娠できて。43歳、

奇跡が起こってよかった……。

こんな女性は本当にたくさんいます。幸運なことに妊娠できた人や、これからやっと不妊治療を始めるという人の陰にも、「パートナーが非協力的」で心を悩ませている人が、潜在的にたくさんいるのだろうなと思います。

AV男に振り回されない

では、どうやって男性をエンカレッジしたらいいのか。これは本当に難しくて、男性不妊を専門にされている先生に、私がお訊きしたいくらいです。

そもそも男性は、不妊の原因の半数が男性側にあることも知りません。そして、勃たない、イケない、精子がない、というのは男性の沽券《こけん》にかかわることだと思っている。それこそ、女性にとっての「卵子老化」以上に致命的な感じがするのでしょう。

でも、明らかに男性側に問題がある場合にも、女性は自分のほうが悪いのだと思い込んでしまったりします。

実は、最近の男性に増えてきて、不妊専門医の間でも問題視されているのが、「間違ったマスターベーションに慣れたせいで、膣内で射精できない」という「射精障害」です。前出の専門医・小堀善友先生いわく、「床オナや足ピンオナニーは危険！」だそうです。床オナとは、床や畳に押し付けて、圧迫して射精するマスターベーションのこと。足ピンオナニーとは、足をピンと伸ばしたままの姿勢でマスターベーションをすること。正常位ではイケなくなるそうです。あとは手でギューッと強く握ってしてきたとか、いろいろだそうです。

思春期の頃からこうした特殊な方法で射精してきたために、いざ女性とセックスをしても膣圧程度では射精できない。長年の間違った習慣のせいでこうなるため、「射精障害は生活習慣病」と呼ばれているそうです。女性は、「私がゆるいからイケないのかな」などと、ゆめゆめ思わぬように！　完全に男性の病気ですから。

結婚したパートナーが子作りに非協力的だったり、病気だったりというケースはもちろん、難しいところですが、それ以前の問題もあります。そもそもＡＶを真実だと思い込んで、マニュアルや教科書にしている男もまだまだ多い！　私は、「そんなアホな男がまだこの世の中にいるんや〜」と思っていましたが、そんな低レベルな男と付き合っていて、「そんなもんかな」と受け止めてしまっている女性は、意外に多いようです。

「顔射（女性の顔面に射精する）は当たり前」「オーラルセックスは当たり前。フェラチオしなければいけない」というのを信じている女性もいて、驚かされます。これは一部女性誌の仕掛けもあったからなのかもしれません。男のほうも、「ピストン運動で女を必ずイカせられる」「手で激しく膣をこすれば女は潮を吹く」……って、もう辟易《へきえき》しますよね。気持ちいいどころか、不快だし、痛いって言わなきゃ！

基本的にAVはお芝居であり、演技です。さらにいえば、男性のファンタジーをかきたてるためのエンターテインメントですから。それなのに、男性はAVを信じ込んで、

「だってAVではこうなってたのに、なんでお前はイカへんの？」

みたいなことを平気で言ったりする。はぁ？

私はセックスに関する本をたくさん出してきましたし、その中でもしつこく警鐘を鳴らしてきたつもりなのですが、まだまだその知識は届いていないようです。

以前、ハウツーセックスのDVDを出したこともあります。映像に合わせてナレーションを入れました。川崎医科大学附属病院泌尿器科の永井敦教授と私が、詳しく実況中継をしながら解説したのです。それもどうやらAVと勘違いして購入した人がいたようです……。ごめんなさいね、ヌケないDVDで（というか、AVちゃうねん！）。

体の話から少し離れてしまいましたが、女の人はもう一度、セックスについて考えてみることです。自分の体にとっていいセックスとは、

「欲しくない赤ちゃんは妊娠しない」

「変な病気はもらわない」

「自分の体を相手のマスターベーションのために使わせない」

「自分もきちんと感じる、気持ちがいいと思える」

このいずれもが大切なことだと思います。生殖を抜きにすれば、そんなに頑張ってセックスしなくてもいい。イヤイヤするくらいなら、しなくてもまったく問題ありません。

それでも女性は頑張り屋さんです。間違った情報を鵜呑《うの》みにして、本当はそんなにしたくもないのに、「女性ホルモンが出るから」「女として現役でいたいから」「きれいになりたいから」「相手が求めてくるから」と無理をしてしまうのです。

自分の体にとって、本当にやさしいことは何か、気持ちがいいことは何か。女性向けメディアの「上から目線」、インターネット、クチコミなどの「他人目線」、あるいは手前勝手男たちの「男性目線」で物事を考えるのではなく、自分の目線で自分の言葉で、語れるようになってほしいと願っています。

オジサン思考の産婦人科医

以前、橋下徹大阪市長が従軍慰安婦についていろいろと発言をして、問題になったことがありました。

男性に性欲があるのは当然で、それを処理するのは女性であるという前提での発言でしたが、あまりに前近代的な思考回路で驚きました。自治体の長である人がまさかこんな発言をするとは。

ただし、橋下市長に限ったことではありません。21世紀の今になっても、女性の性欲や性感について、オジサンたちが正しく理解しているとは到底思えません。

女性の性にかかわる産婦人科医の中でも、実は多数派を占めるのがこのオジサンたちです。若手の中にはかなりの割合で女性医師がいるのですが、おえらいさん世代は男性が圧倒的に多い。おそらく、ひと昔前の女性医師も、子供を産むと第一線を退く人が多かったので、上層はオジサンだらけになったのかもしれません。

残念ながらオジサン産婦人科医の頭の中にある「女性の性」は、昭和の幻想のまま。セックスにおいて女性は常に受け身だと考えているようです。

というのも先日、とあるクローズドのSNSで「妊娠中のセックス」について話題になったことがありました。そこに書き込みをしているオジサン産婦人科医たちが揃いも揃って、「妊娠中は女性の性欲が消失しているから、セックスをするとすれば夫の浮気防止のためにセックスに付き合っているのだ」という前提で議論をしていたのです。あまりのことに開いた口がふさがりませんでした。女性の性欲は妊娠中でも、そうでなくても、かなり個人差があるものなのに……。

その思考回路にドン引きして、私はそこに書き込む気力を失いました。同じように何も書き込まなかった産婦人科医が多数いたことも事実です。

実は、私が医者になりたての頃から、仰天するようなことがしばしばありました。子宮筋腫などで子宮を摘出する手術をする際に、「夫の快感のために子宮頸部を残したほうがいい」と平気で口にする医師もいました。出産後に、「夫の快感のためにキツめに縫ったほうがいい」など、真顔で指示する医師もいました。なんで夫の快感が最優先事項やねん!?

また、アラフィフで子宮を摘出した患者さんに、入浴や運動など術後の生活について指導する際、そこに「セックスはいつからしていいか」という項目は一切入っていませんでした。ところが30代の患者さんには、追加で説明するのです。

乱暴に言えば、オジサン産婦人科医たちは、「自分にとってセックスの対象となりえないような女性に性生活があるなんて1ミリも思っていない」のです。

ある病院の医局で、産婦人科医が女性の性機能について議論をし始めたとき、「勃起しないとセックスできない男性と違って、穴があったらできる女性に機能なんてものがあるの？」などと冷やかすオジサン産婦人科医もいたほど。

彼らの思考を変えることはできないと思います。**若い世代の産婦人科医が意識を変えて、こうした古く悪しきオジサン思考を踏襲しないこと**です。

もちろん、年配の医師、男性医師が全員そうだとは言いません。ただ患者さんが産婦人科にかかったときに、こうした思慮のない発言で傷つくことが、これ以上増えないようにと願うものです。我々が診察しているのは、そういう器官なのだということを、私自身しっかり同業者にも広めていきたいと思っています。

第六章　妊娠・出産に「私らしさ」は求めない

美化されすぎた出産

少子化が懸念されてからもうかなりの年月がたちますが、根本的な問題（女性が安心して出産し、子育てと仕事を両立しやすい社会にすること）が解決されないまま、妊娠・出産がどんどん美化されて、神聖化されていくような感覚がないでしょうか。女性誌の煽《あお》りが「いい追い風」になればよかったのですが、ちょっと違う方向に行きつつあります。

「出産は最高のデトックス」

「自分らしく産もう♪」

とか。出産はドラマチックで感動的な体験であることは間違いありませんが、うわべばかりをクローズアップしすぎて、なんだかおかしなことになっている気がします。

前にも述べた通り、出産はデトックスではありません。

ちょっと前まで流行していた「自分探し」「自分磨き」「自分らしさ」のために、妊娠や出産をしたいと勘違いしてしまう女性も増えているようです。

出産にはみんな何らかのイメージを持っていますが、突き詰めて考えてみると、それって結局はすべて外からの借り物ではありませんか？　テレビドラマだったり、映画だったり、あるいは小説だったり。もしくは人から聞いた話だったり。他人の作った世界観や経験で語られる出産のイメージにとらわれている人は結構多いと思います。

私自身も出産を経験しましたし、少なくとも１０００人以上のお産に立ち会ってきました。生まれたての赤ちゃんはみんな無垢でかわいいし、生まれた瞬間は本当に感動します。不幸なことやつらいことが起こるときもありますが、私はこの仕事を選んで本当によかったなあと、出産に立ち会うたびに思うのです。

ですが、出産は単なる通過点。赤ちゃんに出会うための通過儀礼です。そして、妊娠の終わりであり、育児の始まりです。出産という行為だけを特別視し、こだわりを持ちすぎると、本質を見失ってしまわないだろうか、と思うのです。

ところが、この通過儀礼に強いこだわりと思い入れを持つ妊婦さんや家族も少なくありません。夫や家族の立ち会い出産、自然出産、無痛分娩、会陰《えいん》切開にカンガルーケア……非常に細かいことまで具体的に希望する妊婦さんもいますし、「哺乳類としてあるべき出産とは……」と、概念的な部分にこだわる妊婦さんもいます。でもそのひとつひとつのこだわりや価値観はどこからきたのでしょう？　それは、「作り込まれたイメージの刷り込み」なのではないでしょうか。

たとえばドキュメンタリー番組で、美しいヒューマニズムとして描かれたお産。母親や友人の多少脚色された体験談。全部、作り手や個人のフィルターを通して作り込まれた、あるいは語られた「他人のこと」です。中には、不満やカスタマー意識がデフォルメされて、強調されたクチコミもあったりします。すべては誰かからの、あるいはどこかからの刷り込みなのです。

「そんなこと言っても、自分で経験したことがないのだから、他人の経験を参考にするのは当たり前」

と思うかもしれません。でもお産だって十人十色です。母体や赤ちゃんの命が危険にさらされるような出産もあれば、あっけなくスポンと生まれる出産もあります。**他人の経験談やイメージを理想として掲げ、「自分もこんなふうに出産したい！」と思い込むと、結局は自分で自分の首を絞めることにつながりかねません。**

「思い通りの出産にならなかったのは○○のせいだ」とネガティブな思考に走ってしまったり、「あの病院はちっともよくなかった」と批判的になってしまう可能性もあります。本来通過点である出産がルサンチマンの塊になり、その後に始まる怒濤のような育児を余計に大変だと感じてしまうかもしれません。

さらに女の人たちを待っているのは「母性神話の押しつけ」です。これもまた、昔の人の知恵だったり、なんらかのバイアスがかけられた刷り込みだったりします。

結局、女の人は常に「思い込みや刷り込み」に踊らされてしまっているのです。

出産論争は「極論VS.極論」

よくあるのは、「自然出産派」と「安全性偏重派」の不毛な議論です。私自身は、医療を敵視し排除しようとする自然派志向には疑問を持っているのですが、かといって母体と赤ちゃんの安全性を重視するだけでいいのか、とも思っています。

自然出産派の論調は、

「女性にはもともと産む力があるのに、余計な医療介入をされるのはイヤだ！」

ということです。かつては赤ちゃんはみな産婆さんがとりあげていた、という昔話をベースに、医療は不要だというのです。そうして、「会陰切開は必要ないし、そんなことは悪である！」「だから自宅で産む！」と言うのですが、何が自然で何が不自然なのかがそもそもわかりません。**いざというときのサポート体制もないまま自然出産に固執するのは、はっきり言って危険**です。

片や安全性偏重派の論調は、

「ただでさえ人材不足や施設不足で産科医療が危機を迎えているこの時代に、母子ともに安全なら文句を言うな！」

ということです。安全性以外のアメニティや女性の満足度に重きを置かず、医療側の都合を優先することにあまり抵抗を感じていない傾向があります。そうなると出産は「ベルトコンベアー化」して、「スタッフに余裕がある時に誘発します」「生まれなかったら帝王切開します！」となります。私は「ベルトコンベアー化」ってすごく嫌いな言葉なのですが、そう表現せざるを得ないような医療施設もあります。

この議論はいわば極論VS.極論で、いつまでたっても噛み合わず、平行線をたどっています。自然出産志向については大いに疑問を持っていますが、かといって安全であれば何でも我慢しろとも思えません。だんだどちらにも違和感を抱くようになりました。

というのも、娘を出産した後、フランスへ行き、骨盤底筋《ていきん》ケアと出産の解剖・生理を学んできました。そこで「目指すべき理想の出産というものが何か」を悟った気がしています。産婦人科医になって13年目にして、やっと、です。

3回の出産を経験した後で医師になったベルナテッド・ド・ガスケ先生は、妊娠・出産に伴う骨盤の生理を研究しています。関節から骨盤底筋の動きなど、解剖学と生理学を踏まえた理論で、日本では誰も教えてくれなかったことでした。

この理論によれば、「四足動物のような腹式呼吸と、妊婦個人と胎児の向きに合わせた姿勢をとれば、ぽろっと生まれてくる」そうです。これなら会陰の傷も最小限で済むと言います。

もちろんこの方法で生まれてこない赤ちゃんもいますし、赤ちゃんの状態によってはもっと早く生まれる方法を取らなくてはいけません。妊婦個人の年齢や体力などに合わせて、必要に応じた医療サポートは欠かせません。ただし、この方法であれば体が本来持っている「産む力」を最大限に生かすことができるのです。

実際にガスケ先生の講習を受けた助産師さんたちと、神戸市にあるパルモア病院というところで実践していますが、本当にぽろっと生まれてくる赤ちゃんが多い。目からうろこが落ちました。

ということで、こうした理論をもっと勉強して、日本のお産を変えていきたいと思っています。まだひと言でうまくは言えませんが、

「ひとりひとりのリズムに合わせて、妊婦の産む力と赤ちゃんの自分で生まれてくる力を最大限に引き出す介助法」

が必要なのだと思います。これは病院の分娩台の上でもできますし、安全な態勢で見守ることができます。それこそ自然であり、生理的であり、安全性も確保できる、理想のお産です。

これが確立されて、誰もがどこにいても同じようにお産できるようになるまで、道のりはかなり遠いかもしれません。でも、「お産そのもの」を産婦人科医なりに、ますます真剣に

考えていきたいと思います。

なぜ、産む「箱」にこだわるのか？

出産を何かと「産む場所でとらえる」ことは、正直、もうやめてほしいと思っています。病院の分娩台の上で、助産院で、自宅で、それこそ畳の上で、プールの水中で……「どこで」という場所ばかりが取り上げられていて、女の人たちはそこに、「自分らしさ」を求めているようです。自分らしいお産、私らしいお産。そういう問題じゃないのに、と心の中で毒づく私がいます。

ある女性誌でも、何人かのママが集まり、自分の出産を語る座談会が掲載されていました。大学病院で産んだ人、助産院でフリースタイル出産をした人、自宅で産んだ人など、バラエティに富んだ出産スタイルの方たちです。出産時のリアルな声や感想、思い通りにならなかった話などもちゃんと入っています。

編集部としては、読者に多くの選択肢を提示する意図があったのでしょう。でも、これを読んだ読者の中には、「私はコレにしたい」「コレはイヤだな」というイメージが芽生え、勝手に思い入れる人も少なくないのではないかと思います。そして思い入れが強くなればなるほど、「お産はこうあるべきだ！」と悪い方向に純化していき、視野が狭くなってしまう。

昔、お産の課題は、何より「安全性」でした。どうしたらもっと多くの母親が安全にお産を終えることができるか。ところが、安全性が飽和に近くなり、もはや当たり前になった今、今度はみんなが「快適さ」「満足度」を求めるようになりました。それはもちろん、いいことだと思います。苦しくてつらくて不快な思いだけで、お産を乗り切る必要はありません。

ただし、産科医療をことさら目の敵にして、やれ会陰切開は不要だ、やれ分娩台で産まされるのはイヤだ、無痛分娩は悪だと、他人のイメージを鵜呑《うの》みにするのはいかがなものか。たとえばナチュラル系、あるいはスピリチュアル系の自然派芸能人が、「私らしく、自然出産・自然分娩。水中で産みました！」と言っていても、それが万人に適しているとは限らないのです（水中はヒトとしてめちゃ不自然ですし）。

また、選択肢と言っても、幅があるのは実は都会だけ。地方の場合はあれこれ迷うほど選択肢はありません。「このへんの人はだいたいあの病院で産む」のが現状です。自然出産をしたいがために、自宅からものすごく遠い産院をわざわざ選んでいたら、何かあったときにどうするんだということになります。

お産にちょっと魅せられた人が陥りがちなのですが、**病院の分娩台で産む＝没個性、自宅でフリースタイル出産＝自分らしさ、ととらえるのはちょっと違うのではないか**と思います。妊婦の思い入れやカスタマイズだけを優先して医療を排除したお産は、非常に危険です。

結局、「私らしいお産」っていったい何？　お産は自己表現の場ではありませんし、そもそも自分らしさとは自分でコントロールできないところに表れるのではないでしょうか。どこで産むと選んだ「箱」は、自分らしさとは似て非なるものだと思います。

遠い将来あるいは近い将来、出産したい、という人には、他人の価値観にとらわれないようにしてほしい。他人の出産は他人の体感であり、あなたの出産があなたの思い通りになるとは思わないほうがいい、と言いたいです。

そして、他人と比べはじめたらキリがないということも知っておいてほしい。

それこそ子育てが始まると、母乳が出ない、子供が周りの子よりも小さいなど、日々のひとつひとつが気になってしかたがなくなります。他のお母さんたちはうまくやっているのに、自分はうまくできない、お母さんなんだからこうしなきゃ、お母さんのクセに、と自分を責めがちになってしまうのです。

「よそはよそ、うちはうち」とは、世のオカンが子供をたしなめるときによく言う言葉ですが、なかなかの名言だなあと思うのです。

子供は「預かりもの」

お産は何が起こるかわからない、それこそ想定外のことも頻繁に起こります。

「家族に囲まれてリラックスしながら自宅出産♪」を夢見ていても、予定日よりも早くに陣痛が始まり、病院で緊急手術になる可能性だってゼロではありません。お産はもちろんのこと、お腹の中の赤ちゃんだって自分の思い通りにはなりません。

「産み分け希望」もそうです。昔は家督を継いでもらうために男の子を希望する人もいたようですが、今どきは女の子を希望する人が増えています。しかも、「老後に世話してくれるのは女の子だから」という理由で。呆れてモノも言えません。自分の快適な老後のための下僕として女の子を欲しがるなんて！　娘だからってソリが合うとは限りませんし、子供が自分の思い通りに育つと思ったら大間違い。1ミリも思い通りにならないと思っていたほうがいいです。

あとは「女の子のほうが育てやすい」と思っている人も多い。男の子よりも手がかからない、男の子は大変だと。これまた他人からのイメージで勝手に妄想しているようです。そんなことを話しながら産み分け希望を相談されると、いつも「ホンマかいな」と心の中で思っています。

実際、産み分けはできるのでしょうか。今のところ、確実な産み分け法としては、受精卵の細胞1個を採ってきて、染色体を調べ、女ならXY、男ならYYのものだけを体外受精で子宮に戻す方法。つまり、着床前に遺伝子を調べて受精させれば、確実に産み分けられると言えます。ただし、日本でこれは禁止されています。そのため、わざわざタイなど東南アジアの国へ行って産み分けをしている人もいて、しかも年間30組くらいはいる、という報道もありました。批判はしませんが、そこまでして産み分けしたい背景には何があるんだろう……と考えてしまいます。

この方法以外、巷で流布している産み分け法というのは、非常にうさんくさいものです。膣の中を酸性にしてセックスすると女の子が生まれるとか、女性がオーガズムを感じた後に射精したら男の子が生まれるなど、まことしやかに語られていますが、これも眉唾です。

本当に産み分けができるのだったら、私だってやってみたいです。男の子でなければいけないという強い呪縛と伝統のある世界の人々だって同じこと。やんごとなき方々も、梨園の人々も、確実な産み分けがあるのならとっくに実行しているはずです。

でも、現実はそうではない。ということは、確実な産み分け法は今のところない、ということです。

この前、ツイッターで出回っていたもので、すごく納得のいく言葉があったので紹介しておきます。

よく「子供は授かりもの」と言いますよね？　でも実は「預かりもの」ではないかという意見です。

「預かりもの」だと、**神様から預かって、育てさせてもらって、成人させる。あとは自分たちのモノでもなんでもなく、独立した個人だという考え方**になります。でも「授かりもの」というと、永遠に自分たちが所有するイメージになってしまうのではないか？　そこに傲慢《ごうまん》さが生まれるのではないかというのです。普段ツイッターで激しく同意することはほとんどないのですが、この言葉を見たときは珍しく「あ〜なるほど」と深くうなずいてしまいました。

受ける？　受けない？　出生前検査

私のところに来る患者さんは、あらゆる年代のあらゆる女性たちです。ピルの処方を求めて来る人から生理のトラブルに悩んでいる人、不妊で悩んでいる人から妊婦さん、そして更年期の症状がつらい人など、さまざまなライフステージの女性たちです。

特に、重点的にかかわっているのが妊婦さんの出生前検査です。出生前検査にはいろいろな種類があり、血液検査や超音波検査、羊水検査があります。通常の妊婦健診にはない、オプションの検査です。赤ちゃんの発育をチェックしたり、先天的な病気や染色体異常などがないか調べるために行います。

私のところに来る妊婦さんの多くは、他にかかりつけの産科医がいて、出生前検査だけを受けるために受診する妊婦さんです。インターネットで出生前検査や胎児ドックについて調べて、私のところに来る人がほとんど。中には、「出生前検査について、主治医と意見が合わない」という方もいます。主治医から、「授かった子供がどんな病気をもっていても、受け入れるのが親としてあるべき姿である」というようなことを言われて、説教されるというのです。

確かに、母体保護法で「胎児側の理由による人工妊娠中絶」は認められていませんが、医師の立場からそれを患者に言うのは、ちょっと問題だと思います。私はこれを「悪しき父権主義」と呼んでいます。本人の意思に反しているにもかかわらず、行動や意思を決定してしまうのですから。この手の発言をするのは、子供を産み育て終わった世代に多いのです。

今の妊婦さんは心配なことがたくさんありすぎて、出生前検査を受けたいと思うのは当然だと思います。昔と違って、妊婦さんの体に負担の少ない検査も登場し、選択肢がたくさんあるので「受けるか受けないか」という悩みだけでなく、「どの検査を受けるか」という悩みもあるでしょう。

また「高齢出産だと障害児が増える」と不安を煽られるものの、日本はまだまだ障害児支援が手薄で公的サポートが乏しい社会ですから、「どんな病気も障害も受け入れる！」と即決できる人はなかなかいません。逡巡《しゅんじゅん》して当然だと思います。

そんな不安を抱えている妊婦さんに対して、「こうあるべき」と医師が断言するのはご法度ではないでしょうか。「そんな検査は必要ナシ！」なんて突き放していたら、その妊婦さんはどこに相談したらいいのでしょう。

逆のパターンもあります。医師から、「あなたは35歳以上だから羊水検査を受けなさい」と言われることもあるそうです。本人は受けたくないと思っているにもかかわらず。

私の知人（35歳）がかかっていた、ある大病院の産科の女性医師は、「羊水検査を受けて！　うちにかかってる妊婦の3分の1は受けてるわよ！」と言ったそうです。はぁ？　実際に羊水検査を受けるのは、妊婦全体の1％程度なんですけど……。

出生前検査を受ける・受けないは、妊婦さんが選択して決めることであり、医師側が強要・強制するものではありません。

妊婦さんの不安にきちんと向き合うのが医師であり、医療従事者の責務だと私は考えています。ですから、「出生前検査を受けたい」「どんな検査があるのか知りたい」という妊婦さんには、きちんと検査の内容や選択肢を正確に教えるようにしています。あるいは、臨床遺伝専門医や遺伝カウンセラーなどの専門家を紹介します。ただ、東京にはこうした専門医や専門家がいますが、やはり地方との格差は大きく、残念ながらどこの都道府県でも同じような相談ができるとは限りません。

出生前検査を知らない人、受けたいと思っていない人には、基本的には何もアナウンスをしません。医師の中には「羊水検査の話をしないと訴えられる」と信じている人もいるようですが、実際のところ、医療側から出生前検査についての積極的な通知義務はありません。このあたりは医師ひとりひとりの裁量になるのでしょう。

よくあるのが、不妊治療で妊娠した人の話です。不妊治療を受けていた病院と、妊婦健診で行く病院で、出生前検査の話をどちらがするのか、という問題です。

不妊治療の病院の医師は「出生前検査の話はこれからかかりつけになる健診先で聞いてください」と話します。一方、健診先の病院の医師は「え？　その話は前の病院の先生から聞いてないいんですか？」と言う。結果、その妊婦さんはインターネットで、よくわからない、不安だけを煽るような情報にたどりついてしまい、さらに不安になる……悲劇ですよね。

これから妊娠・出産を考えているけれど、まだ先が見えない人にとっては、出生前検査の話もピンとこないかもしれません。ただ、世間で話題にされるのは表面的なことだけだったりします。また、インターネット上では不安だけを煽った情報や、偏った極論だけを強調している情報もあります。これらを鵜呑みにするのではなく、その情報を確かめる・見極める目を養ってほしいと思います。

妊娠・出産に関する知人や友人の話は、あくまで一例。必ずしも自分も同じようになるとは限りません。巷にあふれる体験談は参考にする程度で、自分にも当てはまると思い込まないことです。

第七章　怖がりすぎる更年期、女は死ぬまで女です

更年期に「プチ」「プレ」はない

ある日、30代前半の女性がクリニックにやってきました。普通に生理もありますが、ちょっと体調を崩している様子。

「先生……あたし、たぶん、プチ更年期だと思うんです……」

え？　30代で生理もちゃんとあるのに？　そもそも更年期に「プチ」がつくって、どういうことやねん!?

「なんか、イライラして、肩こりもあるし……」

ああ、またここに女性誌の「都市伝説」に踊らされた人がひとり。

「最近、暑くてのぼせたり、ほてったりするし……」

うんうん、それは夏だからでは……。それとも他に原因があるんじゃないのかな。30代で更年期なんてまずありえないですから……。

更年期は女性ホルモンの分泌が急激に減少するために、さまざまな症状が起こりやすい時期のことで、閉経前後の数年間を指します。日本人女性の閉経の平均年齢は50・5歳です。医学的には、45歳未満で閉経すると「早発閉経」というちゃんとした病名がつきます。

そもそも、女性ホルモンの分泌量は20歳頃がピーク。それ以降は年齢とともに減り始め、

30代後半からぐっと減少します。妊娠しづらくなるのもこのせいです。

ただし、女性ホルモンが年々減るからといって、30代前半の不調を更年期とするのは無理筋です。そして**「プチ更年期」とか「プレ更年期」はもちろん医学用語ではなく、俗称です。女性向けメディアがでっち上げた造語のひとつ**なのです。これらの言葉の最大の罪は、「あたかも年不相応に衰えているかのような恐怖を煽《あお》ったこと」です。

30代なんて更年期と無縁の年代に対して、「あなたのその症状、ひょっとしてプチ更年期!?」と脅しをかけてきたのでしょう。そうやって女性たちは、「更年期」↓「ホルモンが出なくなる」↓「枯れてきている」↓「女でなくなる」と考えてしまう。そして焦って受診する。

女の人は常にこの「女でなくなるプレッシャー」に脅されっぱなしです。でも、女は死ぬまで女です。いえ、死んでも女です。ホルモンが出なくても、年をとっても、女は女。医学的な根拠もない俗称や造語に、お願いですから振り回されないでください。

もうひとつ、多いパターンがアラフォー女性の「生理の変化」です。

「先生……最近生理の出血量が減ってきて、しかも期間も短くなってきてるんです。若いときは1週間続いたのに、最近は5日間で終わっちゃう。これって更年期ですか？」

月経の変調をなんでもかんでも「更年期」と表現するの、やめませんか？　出血量が減ったり、期間が短くなるのはちょっとしたストレスやホルモンバランスの乱れでも起こります。そもそもアラフォーなので、当然女性ホルモンも減ってくる年代です。生理が多少変化するのはよくあること。でも本物の「更年期障害」には早すぎる。全く違います。

もちろん子宮や卵巣を超音波でチェックして、異常がないかどうか調べる必要はありません。筋腫ができていないか、卵巣が腫れていないかなど検査をして、特に異常がなければ、気にすることではありません。

ざっくり言ってしまえば、40代前半までの女性は、あまり更年期障害の心配をしなくてもいいです。「更年期」という言葉に過敏に反応しないこと。ホルモンの分泌量を気にするよりもバランスを気にしてください。ストレスをうまく解消する、適正体重を保つ、ピルでホルモンバランスを整えるなど、積極的な健康管理を心がけましょう。プチだのプレだのに踊らされないことです。

セックスと閉経は無関係

ある女性誌から取材依頼がきました。

「先生、フランス人は閉経が遅いって聞いたんですけど。それってセックスをたくさんしているからでしょうか？　そういう観点でセックスをしようという記事を作りたいんです」

そんなことは初耳です。私も調べてみたところ、フランス人女性の閉経平均年齢も日本人のそれとほぼ変わらず。その話はどこから出てきたのでしょうか……？　これも、勝手なイメージのひとつです。

セックスをたくさんしていても更年期は普通に来ます。セックスの頻度や回数、満足度と更年期は関係ありません。少なくとも私が知る限りではそういうデータはありません。

そうお話ししましたが、編集者は困ったのでしょう。私のところに来る前に企画はもう決まっていたのですから。そしてあがってきた記事の中で、なぜか私のコメントは、「更年期対策には赤い下着がおすすめ」となっていました……。きっとその編集者の頭の中では、「フランス人は閉経が遅い」→「フランス人は頻繁にセックスしている」→「セックスをすれば閉経を遅らせることができる」→「日本人ももっとセックスを！」→「ならばダンナを興奮させる赤い下着を」という展開まで、あらかじめ出来上がっていたのでしょう。意味がわかりません……。が、結局NOと言いきれなかった自分にも後々悔いが残りました。

いろいろな事象に結び付けられて、脅しや販促の片棒を担がされているのが更年期です。いつかはやってくる更年期障害がいったいどんなものなのか、正しく知っておくことも大切だと思います。

まずは更年期に伴う生理の変化について典型的なパターンを知っておきましょう。個人差はありますが、こういうパターンが多いというものです。

まず生理が早く来るようになります。「あれ？　まだ1ヵ月もたってないのに。最近早く来るなあ」と思っていたら、今度は逆に、間が開いてくる。「ん？　1ヵ月以上経ってるのにまだ来ない……」「おや？　2ヵ月開いたかも……」と、だんだん開いてきて、そして、最後は生理がなくなります。

最初に生理が早く来たときから、最終的に生理がなくなるまでに、だいたい2年ぐらいかかる人が多いようです。そして、丸1年生理が来ないと「あれで閉経だったんだね」となるのです。これが50歳前後に起こります。

このほかの症状はかなり個人差があります。のぼせ、ほてり、ホットフラッシュ、頭痛、肩こり……症状がひどくて日常生活に支障をきたす人もいれば、なんとなくのほほんと過ごして気づいたら終わっていた、という人もいるようです。

20代でも更年期障害を気にする女性がいたりすると、煽られすぎではないかと心配です。「更年期」という言葉のイメージだけを拡大解釈しないこと！

ただ、自分の体に意識を向けることは決して悪いことではありません。すべてを更年期につなげて考えることには賛成しかねますが、体調の変化に気づいて相談しにくることは病気の早期発見につながる可能性もあります。そういう意味では婦人科への敷居が少しずつ低くなっているということなのかもしれません。

女医ならわかってくれる⁉

婦人科医の中には、前近代的な発想しかできないオジサン医師も大勢いるという話をしましたが、男性医師すべてがそうとは限りません。患者さんの話を聞くのがとても上手で、更年期外来などで人気の男性医師もたくさんいます。そういう先生に一度話を聞いてみたことがあります。

「先生、患者さんの話を聞くのがお上手なんですね？」

「いや、重要なこと以外は聞き流すのが上手いだけやねん」

と。なるほど……。

私自身は、性別というよりも、やはり相性の問題なのかなと思います。「絶対に女医でなきゃイヤ！」という人もいれば、「オジサンでもいい。若くてイケメンの医者だと逆に恥ずかしい」という人もいます。よくいるのは、「ぜひ女医さんでお願いします！」という患者さん。ところが、女医（私）の診察は予約が詰まっていて、あと30分以上は待ってもらわないといけない。私としてはあまり患者さんをお待たせするのも心苦しいので、「30分待ってもらうか、別の医師（男性）に診てもらってください」と伝えてもらうようにしています。

ところが、「そんなに待てません。じゃあ帰ります」とお帰りになる方もいて……。

緊急性のある状態なら、男性医師でもよいので早く診てもらうべきと私は思うのですが、そうはいかないのでしょうね。産婦人科女医としては、女同士だからこそ話せると思っていただくのは嬉しいものです。ただ、そこにこだわりすぎて、受診のチャンスを逃したり、時間を無駄にしてしまうのは非常にもったいないなあと思ってしまいます。好みの問題もおおいにあるでしょうが、あまりそこに固執しなくてもいいのではないかと思います。

女医、女医と言いますが、医学部に進み、さらにハードな産婦人科を選ぶ人の中には、「ふつうの女性」と感覚が多分にずれている人もいます。女医＝やさしくて何でもわかってくれる、という短絡的な期待は、裏切られることもあるかもしれません。

残念なエピソードですが、レイプ被害に遭い、女性警察官に付き添われて診察に来た女の子に「夜にひとりで歩くからよ！」と、セカンドレイプに当たる説教をした女医もいるくらいですから。

医師と向き合われるときは、性別でなく、あくまで個人の資質と相性を見極めてほしいと思います。

意外に多い「性交痛」

世間の女の人たちがもっている「更年期」のイメージは非常に悪いようです。おそらく20年前くらいのイメージがいまだに残っているのか、母親のひどい更年期障害を見ているのか、単に年を取ったことを認めたくないのか……「更年期はイヤだ」と思っている人が多いのです。

ただし、**今はいろいろな治療法や薬があり、更年期の症状をかなり緩和することができます。その代表がＨＲＴ（ホルモン・リプレイスメント・セラピー＝ホルモン補充療法）。足りなくなった女性ホルモンを最小限補充して、バランスを整える方法**です。

これは、その人の体質や好みに合わせて、塗り薬、飲み薬、貼り薬、子宮内に装着する薬など、多種類あるので選択肢も豊富です。

塗り薬は基本、エストロゲンを補充するもののみです。プロゲステロンは飲み薬か子宮内器具タイプで補充します。貼り薬としては皮膚に貼るパッチがありますが、皮膚の弱い人はかぶれることがあります。エストロゲンとプロゲステロンの混合剤の貼り薬もあります。

「毎日薬を飲むのは面倒なので、２日に１回か週２回で済む貼り薬のほうが気楽」という人は貼り薬を選択することが多いようです。

飲み薬はエストロゲンとプロゲステロンの混合剤で、ピルと基本的には同じ仲間なのです。ただし、用量が異なります。ピルを使う医師もいますが、血栓症のリスクを考えれば、もう少しホルモンの用量が少ない更年期障害の治療薬がいいでしょう。それでも年齢的には血栓症に注意したほうがいいので、喫煙者や太っている人はよく相談しましょう。薬の種類も多く、これもピルと同様に相性があり、「こっちの薬は合わないけど、こっちの薬はすごく体調がいい」など、個人差が大きいようです。

一般的にあまり知られていないのが、子宮内に装着するＩＵＤ（子宮内避妊器具）にホルモン剤を加えたものです。「ミレーナ」という薬なのですが、プロゲステロンが埋め込まれていて、徐々に子宮内に染み出てくる「徐放剤」というシステムです。５年間、子宮内に入れっぱなしなので、非常に楽です。子宮内膜だけに作用し、子宮内膜を薄くしたり、生理を軽くします。これは避妊目的で使うことがメインなのですが、実は更年期のＨＲＴの補助にも有効です。

40歳以上の高齢出産はレアケースというお話をしましたが、40歳以上でもう子供を欲しくないと思っていても、うっかり妊娠することはあります。事実、中絶手術を受ける40代の女性も少なくありません。年齢的にも確実に避妊をしたい人には、ミレーナが非常に有効だと考えています。

ＨＲＴの他に、漢方薬もあり、更年期治療の中では、根強い人気があります。やはり自然志向なのか、「ホルモン剤はイヤ！」という人が一定数います。漢方薬は体質や症状に合わせて、主に「当帰芍薬散《とうきしゃくやくさん》」「加味逍遥散《かみしょうようさん》」「桂枝茯苓丸《けいしぶくりょうがん》」の3つが使い分けられることが多いです。

「漢方薬だと副作用がない」と信じている人もいるようですが、体質に合わないものを飲めば副作用が起こることもあります。たとえば、甘草《カンゾウ》という薬には血圧を上げる作用がありますので、血圧が高めの人は注意が必要です。

そもそも更年期の症状には個人差があり、何がいちばんつらいのか、どの症状を優先的に緩和したいのか、人それぞれです。話を聞いて、必要に応じて抗うつ薬なども併せたり、部分的な不快感を解消する薬を出したりもします。

私が相談を受ける中で多いのが「性交痛」。これは私がセックスに関する話をメディアでよくしている影響もあるかもしれませんが、セックスの悩みは意外と多いです。60代、70代の方で性交痛に悩んでいる方にはバストミンという局所軟膏をすすめることもあります。

20年前にはこんなに選択肢はありませんでした。今のように、薬も使いやすくなかったし、2週間に1回、注射を打つという方法を選ぶ人も多かった（今でもそれを好む人もいます）。あの頃に比べたら、今は患者さんがいろいろと選べる時代ですし、さまざまな薬を組み合わせることも可能です。症状もかなり緩和・軽減できますから、必要以上に更年期を不安視しなくてもいいのです。

「自前」にこだわる女性

女性の体を大切にいたわる産婦人科医ではありますが、ここでまた私の持論をひとつ。「あまり自前にこだわらなくてもいいのでは？」ということについて解説しておきます。

たとえば、ホルモン。女性誌の取材で多いのは「ホルモンが出る食べ物や運動を教えてください」というもの。そんなに都合のいいものはあまりありません。ただ、**実際にはホルモンは外から足すことができる、補充できるものですから、必ずしも自分で出していなくてもいいのでは？**と思うのです。子供が欲しい人で、自力で排卵していない状態だった場合、排卵誘発剤でホルモンをコントロールしますよね？　そこで「自前」にこだわっていると妊娠可能性時期を逃してしまう。それと同じことです。

でも、「自前」を重視する女性は多い。ちょっとでも自前で出したいと思うからこそ、やれイソフラボンだ、やれハーブだ、とホルモン商法に乗っかるわけですよね。よほど大量に摂らないと何も変わらないと思うのですが……。女の人がどうもここに呪縛されているような気がするのです。

自力でホルモン出さなきゃ女じゃない、と思っているのでしょう。女に生まれたからには女です。誰が何と言おうと女です。もっと自信をもって、自分が女であると思ってほしいのです。でも大半の女の人は、「女である証」にこだわり、いろいろな呪縛から逃れられなくなってしまうのです。

感性は子宮に宿る？

相談に来たある50歳すぎの女性がまさにそうでした。子宮腺筋症という病気で、毎月生理のたびに体調がひどく悪化し、精神的にもイライラが強く、家族にも当たり散らしてしまうほどだったようです。症状が重いし、年齢的にも子宮を取るという選択肢もあります。

「先生、あたし、子供は、まあいいいんですけどね」

ん？　すでに五十路……でもまだ産めると思っていらっしゃる様子。

「子宮は絶対取りたくないんです。だって女の感性って子宮に宿るって言うじゃない？」

女の感性は子宮に宿る……ええと、子宮は筋肉でできた袋で、子供を産むだけの袋なんだけど、感性が宿るとはどういうことなのでしょうか。

その昔「女は子宮で考える生き物」などの迷言が流布していたことは知っています。でも彼女にとっては、感性の出ずるところ、それが子宮、と思い込んでいるのです。

子宮の機能と現在の年齢、今抱えている症状（しかも日常生活に支障をきたすレベル）、いろいろと考えたとき、何を優先するかは人それぞれです。彼女の場合は重い症状があっても「感性」を選んだ、ということです。確かに、そう考えている女性の子宮を摘出すれば、大きな喪失感に襲われるでしょう。結果として感性にも影響するかもしれません。医師としてそこを軽視してはいけないのも事実です。

もちろん、むやみやたらに子宮を取るのはよくありません。確かに、子宮の入り口付近には「ポルチオ」という性感帯がありますし。でも子供を産むこともない、生理もいらない、となると、子宮自体はそんなに最優先させるモノではないと思うのです。子宮を取っても、卵巣があれば機能している限りホルモンは分泌されます。

私個人は、そんなに子宮をシンボル化してもいませんし、女の証だとも考えていません。むしろこの女性のように、毎月の生理で大変な思いをして、生活の質が下がっているとしたら、放置しておくべきではないと思うのですが。こういうとき、女の人は大きく2パターンに分かれます。

「生理がなくなる？　毎月のあの苦しみから解放されるなら取ってほしい！」という人と、「感性は子宮に宿るんです。子宮は女のシンボルなの。絶対取りたくない」という人。

前者の場合はすんなり治療法も決まりますが、後者の場合は子宮摘出が体にとって最善策だったとしても、治療そのものへの満足度が下がる可能性があります。「取りたくなかったのに取った、取らざるをえなかった」という喪失感のためです。

難しいところですね。**患者さんの希望はもちろん最優先させるのですが、**「**女の証**」**論になると、本当に体にとってよい治療法を選択できなくなる**こともあります。思い込みによっては、臓器は特別な存在になる。

この背景には、もしかしたら男性の暴言もあるのかもしれません。ある女性が夫から言われた言葉を聞いて、驚きました。その女性は子宮頸がんになって、子宮を摘出しなければいけなくなりました。そんな彼女に対して夫が放ったのは、

「子宮がなくなったら女と思えないから、他で浮気する」

のひと言。信じられません。子宮があるかないかなんて、外から見えへんくせに何言ってんねん！　しかも、ひょっとしたらお前が子宮頸がんの原因となるヒトパピローマウイルス（ＨＰＶ）をうつしたんやろ！　自分が言われたわけでもないのに、鼻息が荒くなってしまいました。

「そんなアホな夫、とっとと離婚したほうがいい！」

と（口には出しませんでしたが）思いました。どうやらその後、めでたく離婚されたそうです……。こういう男の非常識で配慮のない言葉に、たくさんの女性たちが傷つけられたり、思い込まされたり、しているのだろうなあ……と思うと、腹が立って仕方がありません。

ホルモンが出ようが出まいが、子宮があろうとなかろうと、女の人は女であることにもっと自信と自覚をもってほしい。歪んだ思い込みや心無い言葉に踊らされてほしくない。そう願うばかりです。

閉経か妊娠か……その可能性

40代後半の女性がクリニックに来て、「先生、生理が3ヵ月来ないんです。妊娠かどうか調べてください」と相談してくることがよくあります。大半は閉経前の生理の乱れなのですが、妊娠の可能性を信じて疑わない人も多いようです。もちろん、妊娠する可能性もゼロではありませんが、ごく稀です。

難しいのは、更年期あるいは更年期に限りなく近い年齢の女性で「まだまだ自分は妊娠できると思っている人」と**「まさかこの年で妊娠なんかしないだろうと思っている人」**への対**応**です。どちらにも「妊娠の可能性はゼロではない」ことを伝えるのですが当然ニュアンスが異なります。

前者の妊娠できると思っている人、あるいは妊娠したいと思っている人は、自分に更年期が来たと思いたくないようです。生理が3ヵ月来ないのも、まさか閉経に向かっているとは思えない、考えもつかない。そして、「妊娠だ!」と勘違いしてしまう。

あるとき、卵子の残存数を反映する血液検査「AMH」（p.47参照）を受けにきた50歳の女性に、検査結果を伝えました。妊娠する可能性は限りなく低かったのですが、

「でも先生、ゼロではないですよね!?」

と念押しされて、

「ええ、ゼロではありませんが、可能性は限りなく低いです」

とお伝えしました。あまり希望を持たせてもいけないので。そもそも世の中にゼロと言えることの方が少ないですから。ところが、

「だって50歳で出産した人もいるし、芸能人にも……」

異例中の異例をスタンダードと思っている典型的パターンだったりします。ただし、子供が欲しいと切に思っているのではなく、あくまで「自分はまだ子供が産める」ことへのこだわりが強いようです。

「ええ、まあそういう人もいますけど……」

と答えるしかありません。すると彼女は、

「わかりました。その言葉だけでいいです」

と言って帰られました。どうやら彼女は、「可能性がゼロではない」という言葉を引き出したくて受診されたようです。彼女にとっては「女としてまだイケる、大丈夫」という自信

につながったのかもしれません。「女として現役！」という医師の太鼓判が欲しかったのかもしれません。決して押してはいないのですが……。

そして、もう一方の「妊娠なんかしないだろうと思っている人」には、逆に妊娠の可能性がゼロではないことを言わなければいけません。

「先生、もうこの年だから避妊しなくてもいいですよねぇ？」

と安心しきっている40代後半の女性には、うっかり妊娠してしまう可能性をきちんと伝えるのです。妊娠しても流産することも多く、中絶手術を受けなければいけないケースもあります。

ひとつの事実として、50歳以上で妊娠・出産している人は年間20人くらいいます。そのうち何人が自分の卵子で妊娠されたかはわかりませんが、ごく稀にそういうケースもあるのです。この事実を伝えると、前者は「希望」ととらえてしまい、「私もまだ大丈夫」と思ってしまうでしょう。後者は「まさかの可能性がある」と思わずに、「私は関係ないから大丈夫」と軽く受け流してしまうでしょう。

同じことを伝えるにも、ニュアンスを使い分けなければいけません。非常に難しいところなのですが、患者さんが思い込みによってデメリットを被ることにならないよう、医師として細心の注意を払っています。

「私、失敗しないので」と言えたら

たとえば手術が必要なときに、医師はリスクを事細かに説明します。そう教育されているからです。手術によって死ぬ可能性がある、というようなことまで説明するよう、マニュアルめいたものがあるのです。

これは手術に限ったことではなく、医療全般に言えること。可能性があることはすべて説明しつつも、断言はしないこと。「絶対治ります」「必ず治ります」は口が裂けても言ってはいけない。そうならなかった場合に、あとで問題になってしまいます。

ただ、逆にそれをあまりに徹底しすぎるのもどうかなと私自身は思います。

私の診察を受けにきた妊婦さんが、外科系の女性医師でした。彼女は他の病院で妊婦健診を受けているのですが、そこの産科医の対応に疑問を感じたそうです。

何を聞いても結局は全部が「安全とは言えない」「わかるとは言えない」「断言できない」で終わるそうです。彼女自身も医師ですから、患者さんにあらゆるリスクを説明する必要性は充分わかっています。ただ、「リスクを伝えつつ相手を安心させなければいけないって、結構難しいですよね。あんなに自己保身に走られたら、信頼関係の築きようがない」と嘆いていました。きちんと注意喚起しつつ、相手を安心させることは難しいものです。「患者になってわかることってありますよねぇ……」と彼女はしみじみおっしゃっていました。

患者さん側からすれば、医師はいろいろなことが100％わかっていて、何でもできると思いたいもの。体を預けるわけですから、そう思いたい気持ちもわかります。でも、人体は謎だらけで、わからないことも多いのです。わからないことのほうが多いといってもいいでしょう。いくら検査機器が進化していても、手術の技術が向上していても、何が起きるか100％予測できる医師などいません。

テレビドラマのように、「私、失敗しないので」と断言できたら、どんなに楽か……。**医師も人間であること、たとえ医師でもわからないことが多いという事実を、ほんのちょっと理解していただけたら、**と思います。

医師との信頼関係を築けなかった患者さんが向かうのは、またインターネットの怪しい情報だったりもするので、それだけは避けたいところなのですが……。

ネットは怖がりたい人が見る

インターネットによくある掲示板や相談コーナーを見てみると、驚くような回答が載っていることがあります。症状や病気のことなのに、素人がもっともらしく回答していたり、自分の例を挙げて解説していたり。ひゃー、こんな間違ったことがまかり通っているなんて！

もう素人に相談するのはやめてほしいものです。

そもそもインターネットは自分の好きな情報だけ見ることができるものです。正反対のことが書いてあっても、自分が「こう思いたい」という方向にどんどん行くことができます。だから、怖がりたい人はどんどん不安を募らせるような怖い方向へと進んでしまうのです。

特に妊婦さんに多いのですが、不安に思ったことをインターネットで調べているうちに、余計な不安がどんどん増えて、間違った情報やマイナス面ばかりを信じ込んでしまうのです。

たいてい夫に、「もうネットを見るな！」と言われているのですが聞きません。私が「やめたほうがいいですよ」と言うと、横でダンナさんが大きくうなずくというのは本当によくある話です。

妊娠中に不安要素を増やしたいと思うと、無限大に増えてしまうのがインターネットの情報です。妊娠中に限らず、産後や子育てに関しても同様です。インターネットで、「ケーキを食べるとおっぱいが詰まる」という根拠のない体験談があったとしたら（よくある誤解ですがウソです）、「私は豚の角煮で詰まった」「唐揚げ食べたら詰まる」など、これまた根拠のない話が勝手に膨らんでいきます。脂っこいモノや甘いモノを食べると乳腺が詰まるなんて因果関係がわかると思いますか？

それを言うのであれば、実際におっぱいが詰まったときに、何を食べたのかだけでなく、その前後にどんなことが起きたか、全部洗い出す必要があります。たとえば来客があって、その時間に授乳できなかったことでおっぱいが詰まっていたのかもしれないでしょう？　さらにその統計をとって、因果関係をきちんと調べていない限り、食べ物のせいにはできません。それでも、これとこれは食べちゃダメなんだと思い込んでしまう人が実に多いのです。

もちろん正しい医療情報が掲載されているサイトもありますし、必要な情報を調べるにはとても便利です。ただし、女性の体や健康に関しては、素人に相談しないことです。気を付けるべきは「インターネットの情報はあくまで一例」であり、自分にも当てはまるとは思わないこと。

生身の人間が発するクチコミにも気を付けなければいけません。「友達の友達が言ってたけど……」「知り合いが話してたんだけどね……」という類の情報は精査する必要があります。

いろいろなクチコミやマイナスメッセージを発する友達は、自分の体に起きたことを言っているだけで、あなたの健康を真剣に考えてくれているとは限りません。自分の健康を人頼みにしたり、人任せにしないことです。

女の幸せは一通りじゃない

今の時代、すごく「空気を読む」ことが求められていますよね。最近の若い人は、言いたいことも言えずに、ずっと空気を読むように育ってきています。特に「ＫＹ」という言葉ができてから、誰もが空気を読まされ続けている。「そういうことするなって常識でわかるよね？」という暗黙の圧力のもと、常に同調を求められるのは正直つらくありませんか？

空気を読みすぎたり、変に気を遣いすぎるのは気持ちが悪いなと思うことがあります。以前、子持ちの女医さんたち数人と話していたときのこと。その場にいた半分以上の人が年賀状の中身を相手によって変えていることがわかったのです。

子供がいる人には、自分の子供や家族の写真入りの年賀状を送り、子供がいない人には写真ナシの年賀状を送っているというのです。それを知ったとき、正直少し寒くなりました。「子供の写真なんか見たくないわ」という人に対しての気遣いであることはわかりますが、そこには、「子供のいない人」＝「子供が欲しいけどまだ持てない人」という決めつけがうかがえます。そこに私も入っていたのだということを悟り、ショックでした。

もちろん、気遣いが必要なこともあるでしょう。結婚したときや子供ができたとき、結婚していない人や子供が欲しくてもできない人、流産したばかりの人に報告するのを躊躇《ちゅうちょ》した、という話はよく聞きます。女同士だと、結婚や妊娠・出産は、ときにデリケートな話題になりますから。どうしても、女性は男性よりも、

「結婚しているかどうか」

「子供がいるかどうか」

「専業主婦のママかワーキングマザーか」

といったさまざまな要素でお互いに分断し合う傾向があります。

でも、女の人の人生は多様化しているし、そろそろこの無意味な分断をやめればいいのに、と思います。結果的に女の人同士がいがみ合ってしまう方向へと気遣うのではなく、手に手を取り合って理解し合う方向への気遣いが必要なのではないでしょうか。

私の友人は「マタニティマーク」（妊娠していることを知らせるマーク）をバッグにつけていたところ、同僚から、「これ見よがしにつけてるよね」と言われたそうです。彼女は、「そんなつもりはなかったのに、そう見える人もいるのね」と複雑な顔で話していました。

立場が変われば受け止め方も違う。でも、これだけ同調を求める世の中は、自分とは異なる立場の人間に対しては冷たくなるのです。

実は私にも覚えがあります。私は周りの友達よりも子供を産むのが遅かったので、出産前には、

「子供を産んだらなんでこんなにみんな視野が狭くなるんだろう？」と思っていました。みんな「子育てママ」の目線でしかモノが見えなくなるのです。

「今こっちはこんなに大変なんだから、こうしてくれるべきでしょ！」と権利ばかり主張するようになったりして。挙げ句の果てには、

「いいよね、子供がいない人は気楽で」

なんて暴言を吐いてしまったり。子供がいない人の中には、欲しくてもできない人もたくさんいますし、そこは気遣いが必要なところでしょう？

ところが、いざ自分が妊娠・出産してみると、視野が狭くなる気持ちもなんとなくわかりました。産後10日前後にはマタニティブルースも経験しました。大変な割には母性神話のせいで自己犠牲を払って当然と思われがちだし、権利を主張したり、子供がいるということにすがりたくなる気持ちも理解できました。

だからといって暴言を吐いてはいけない。「一点からしかモノが見えない人間になってはいけない」と自分を戒めました。

正義というのも非常にうさんくさいもの。ある人にとってはそれが正義で正論であったとしても、その裏には快く思っていない人や悲しい思いをしている人が必ずいる。常にこの感覚を忘れないようにしようと心がけているつもりです。

ときどきツイッターで意見をつぶやいたときに、同意してくれる人が多くて、「そうだよね、みんなそう思ってるんだよね!?」と浮かれるのですが、一歩外に出てみると、違う意見のほうが大多数だったりして。そこではたと気づくわけです。

「そっか、ツイッターは自分と意見の合う人ばかりがフォローしているから、同調してくれるのは当たり前なんだよなあ……」

と。ツイッターのタイムラインは私好みの意見を持っている人の言葉が流れているだけ。正論ってあるようでいて、実はないのです。俯瞰《ふかん》してモノを見るようにしなければ、違うところから眺めるクセをつけておかなければ、と気づくのです。

この感覚を、もっと女性が大切にしてくれたらなあと思います。想像力を働かせて、別の視点から見ることも心がけてほしい。そうすれば、女の人同士の無意味な分断はなくなるのではないか? と思うのです。

それでも、女でよかった

結婚する意味がわからないという人もいれば、結婚したくてしょうがない人もいる。子供なんていらないと思っている人もいれば、欲しくてもできない人もいる。

これから子供を産む人もいれば、もう育て終わった人もいる。

実にいろいろなモノの見方があり、考えがあり、生き方があります。そのことを認めないと、自分の視野なんてそもそも狭いものだということに気が付かなくなります。多様性を受け入れれば本当はもっと楽しめることを、楽しめなくなってしまう。もっと自由を謳歌できるはずなのに、自らを呪縛してストレスを溜め込んでしまう。

女の幸せは一通りじゃないですよね。年をとってもきれいで若いと言われたい「美魔女」だって、憧れて目指そうと思う人もいれば、鼻で笑う人もいますし、価値観は人それぞれです。

ちなみに私自身は「美魔女＝ボディビルダー」だと思っています。男への媚びは一切ないし、男目線は一切関係ない。むしろ同性の目線を意識して、清々しいくらいに「男は置いてきぼり」です。男ウケを狙ったら、ああはならないでしょうし。筋肉オタクのボディビルダーのようなもので、美オタクの自己満足だと思っています。それはそれでいいではありませんか。夫のお金でいろいろとやっている人にはちょっとどうなの？　とは思うけれど、楽しんでいるなら、他人がとやかく言うことではないはずです。

世間体や慣習、他人の意見や極論、根拠のない噂話にトンデモ都市伝説……女の人が今立ち向かうべきはこれらの眉唾、「実体のない、イメージだけの言葉」だと思います。女の人同士がいがみ合うのはおしまいにして、どうしたらもっと「女」を快適に楽しめるようになるのか、みんなで一緒に考えていきませんか?

女性の一生を診る産婦人科医としては、すべての女の人が、

「女でよかった〜♪」

と思えるような人生を送ってほしいと願っていますし、そのためのサポートを、私も全力でしていきたいと思っています。

あとがき

あるテレビ番組の打ち合わせをしていたときのことです。視聴者の女性から寄せられた疑問や質問に対して私が答えるというコーナーがあり、その中の〈生理痛がひどいのですがどうしたらいいですか?〉という質問について話していました。

「生理痛を悪化させている原因が子宮や卵巣にないかどうか婦人科に受診してもらうのは前提として、対処法は痛み止めや漢方、そして根本治療はピルですねぇ」

と言ったところ、番組制作会社の方に、

「まあ一通りしゃべっていただいて、ピルのところは編集で削ります」

と言われました。え? ピルのところは削る? どういうことか尋ねたところ、テレビでは時間帯によってはピルについて触れることを「自主規制」しているのだそうです。視聴者に伝わる健康情報が意図的に操作されることに全く納得がいかなかったので、責任者の方に出てきてもらって話をしました。ピルは厚生労働省がちゃんと認可した薬であり、避妊薬としてだけでなく月経困難症、子宮内膜症の治療のために保険適用が認められている薬です。自主規制しなければいけない理由がわからない。しかし、責任者の方と話しても、納得のいく理由を聞くことはできませんでした。結局のところ「無難に番組を作りたいから」ということで、残念ながらピルへの偏見がベースにあると言わざるを得ませんでした（もちろん、視聴者側に偏見があるためにクレームを恐れてという要素も大きいのでしょう）。

みなさんがテレビや雑誌、書籍、インターネットなどで見聞きする健康情報はそれぞれの事情によりかなり「味付け」されています。テレビや雑誌という「数字を取ってなんぼ」の商業媒体では、ウケる情報やスポンサーの機嫌を損ねない内容が優先されます。書籍は、体に関することをものすごくデフォルメしたものがベストセラーになります。「〇〇するだけで痩せる」「〇〇はするな」など、多少事実と異なっていても小難しいことを省いた本が話題になり、みなさんも目にするところとなります。本当は体も心も複雑で、一つのホルモンや脳内物質、骨盤の歪みだけで語れるものではないのに。そしてインターネットの情報は本当にすそ野が広い。つまり、かなり酷いものが平然と存在している。利用者の気を引いて、ＰＶ（ページビュー）を稼ぎたいだけの低質なコラムサイトがいくつもあります。

この本では、昔からある迷信や最近作られた「都市伝説」をメッタ斬りにしました。驚かれた内容も多かったことでしょう。嘘も百回言えば真実になると言いますが、あまりに広く知れ渡っているので、この本で否定されてもまだ半信半疑というものもあるかもしれません。

女性が主体的に人生を歩いて行くには体の健康、とりわけ子宮や卵巣、妊娠・出産について理解しておくことが必須です。自分好みの情報を信じて固執したばかりに取り返しがつかないほど病気が悪化してしまったり、欲しいのに子供を持てなくなってしまったり。自分の人生だけならまだしも、家族や友人の人生を悪いほうに変えてしまうことだってあります。

まずは巷にあふれる情報を疑い、玉石混淆の「玉」をつかみ取ってほしい。これは、耳ざわりの良い口車に乗せられて怪しいファンドに投資するのではなく、経済の仕組みを基礎から理解して賢くやりましょう、というのに似ていると思います（私はそっち方面は全然だめなので、これは自分へのメッセージでもあるのです！）。

皮肉なことに、インテリで、健康意識が高く、情報通を自任する方が正確なヘルスリテラシーを持っているとは限らず、往々にして逆の結果となっていることがあります。本書を読んでいただいたことが、ヘルスリテラシーの修正に少しでもお役に立てば、こんな嬉しいことはありません。

私はこれからも日々医学と健康に関わる情報のアップデートに邁進し、発信していきたいと思いますので、よろしくお願いします。

なお、本文中で紹介したエピソードについては、患者さんほか個人のプライバシーに配慮し、年齢・属性・やりとりなどの一部を意図的に変えていることを申し添えます。

最後になりましたが、この本の構成に力を貸してくださったフリーライターの永峯美樹さんと、カバー装画に人気コミック『主に泣いてます』の1コマをご提供くださった漫画家の東村アキコさんに、心より御礼申し上げます。

宋 美玄

宋 美玄
1976年、兵庫県神戸市生まれ。2001年、大阪大学医学部を卒業し、大阪大学産婦人科入局。2007年、川崎医科大学産婦人科講師に就任。2009年にはロンドンに留学し、最先端の超音波胎児診断を学ぶ。現在、産婦人科医として日々多くの女性患者を診療する一方、さまざまなメディアを通して、女性の性、婦人病、妊娠・出産についての啓蒙を積極的に行っている。2012年、35歳で第一子を出産。
著書には『女医が教える本当に気持ちのいいセックス』シリーズ(ブックマン社)、『女医が教える これでいいのだ! 妊娠・出産』(ポプラ社)、『内診台から覗いた高齢出産の真実』(中公新書ラクレ)などがある。

講談社+α《プラスアルファ》新書 647-1 B
女《おんな》のカラダ、悩《なや》みの9割《わり》は眉《まゆ》唾《つば》
宋《ソン》 美玄《ミヒョン》 ©Song Mihyon 2014
2014年2月20日第1刷発行

発行者——鈴木 哲
発行所——株式会社 講談社
東京都文京区音羽2-12-21 〒112-8001
電話 出版部(03)5395-3532
販売部(03)5395-5817
業務部(03)5395-3615
装画——東村アキコ(講談社刊『主に泣いてます』より)
デザイン——鈴木成一デザイン室
カバー印刷——共同印刷株式会社
印刷——慶昌堂印刷株式会社
製本——牧製本印刷株式会社
図版データ制作——朝日メディアインターナショナル株式会社
定価はカバーに表示してあります。
落丁本・乱丁本は購入書店名を明記のうえ、小社業務部あてにお送りください。
送料は小社負担にてお取り替えします。
なお、この本の内容についてのお問い合わせは生活文化第三出版部あてにお願いいたします。

ISBN978-4-06-272838-6